1014
김 사 과
홈 트

PROLOGUE

눈에 보이는 빠른 효과,
하루 10분 14일이면 충분하다!

왜 그렇게 열심히 운동하냐고요?

SNS를 통해 운동하는 모습을 꾸준히 보여주다 보니 "운동이 직업인가요?" "트레이너로 일하시나요?"라는 질문을 많이 받아요. 저는 디자인을 전공하고 10년 넘게 의류 관련 회사를 운영하며 디자인을 담당하고 있는 직장인이자 연년생 아이 둘을 키우는 평범한 워킹맘이에요.

20대 초반까지만 해도 먹고, 자고, 누워 있기를 좋아하는 '건어물녀'였어요. 자극적인 음식을 좋아하고 과자와 빵을 입에 달고 살았지요. 나쁜 습관인 건 알았지만 살도 찌지 않고 건강에도 특별한 이상이 없었어요. 습관을 바꿀 필요가 없다고 생각했지요. 건강하다고 자부했는데 언제부턴가 잔병치레가 심해지고 약을 먹어도 빨리 낫지 않아 병원을 갔다가 갑상선암 진단을 받았습니다. 긴 수술을 했고 목에는 흉터가 남았어요. 평생 호르몬 약을 먹어야 한다기에 임신을 하지 못할까봐 겁이 났어요. 수술 이후에는 폭식을 하게 되며 몸도 많이 망가졌지요. 그렇게 건강을 위해 운동을 시작했어요. 그때 운동은 귀찮고 재미 없지만 어쩔 수 없이 해야 하는 것이었어요.

20대 후반까지는 그럭저럭 관리를 해나갔지만 아이 둘을 낳으면서 30kg 가까이 살이 찌고 몸매 라인이 망가져 좌절하기도 했어요. 하지만 무너진 몸을 잡으려고 이를 악물고 더 열심히 운동했고 누구나 부러워할 만한 탄탄한 몸매를 가지게 되었지요. 무엇보다 놀라웠던 건 30년 넘게 타고난 운명이라 믿었던 통자 허리가 잘록해지고 복근이 드러난 거예요!

운동을 하는 가장 큰 이유는 '건강'이지만 운동을 하면 할수록 군살이 빠지며 S라인으로 변해가는 모습을 보니 욕심이 생기더라고요. 운동을 통해 내 생애 최고의 몸을 가지게 되면서 자신감과 건강한 아름다움이라는 새로운 목표가 생겼지요. 지금은 행복을 위해 운동하고 있어요. 그동안의 노력과 흘린 땀이 아까워 건강하고 좋은 음식을 찾게 되지요. 그 습관이 가족에게도 좋은 영향을 줘요. 아이들 입맛은 부모를 닮는다던데 우리 아이들은 토마토, 샐러드, 해독주스 같은 채소와 닭가슴살 같은 건강 식단도 참 잘 먹어요. 집안일을 하거나 아이들과 놀 때 움직이는 것도 운동의 일부라고 생각해요. 운동을 하기 전에는 귀찮고 힘들게만 느껴졌는데 지금은 주어진 일들을 즐기며 더욱 열심히 하고 있지요.

운동을 하며 체력이 좋아지고 부지런하게 몸을 움직이다 보니 성격도 활기 차고 긍정적으로 변했어요. 몸매와 피부가 좋아지고 자신감이 생기면서 내면의 건강도 함께 얻었지요. 남편에게도 관리하는 사람으로 인정받고 더 사랑받는 것 같아요.

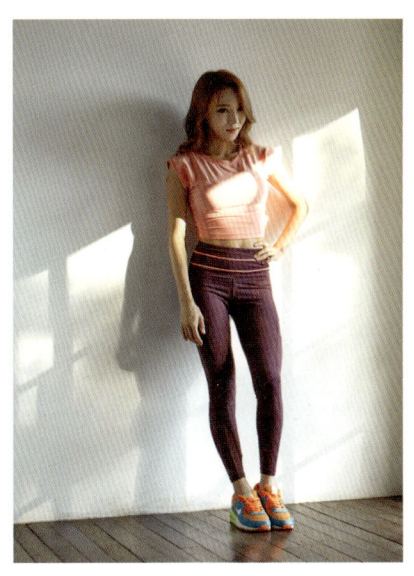

저도 해냈으니 여러분도 할 수 있어요!

거의 10년 동안 치열하게 다이어트를 했어요. 유행하는 다이어트에 도전하면서 체중 감량에 성공하기도 하고 지긋지긋한 요요현상을 겪기도 했지요. 무작정 굶기, 원푸드 다이어트, 간헐적 단식 같은 식이요법과 러닝머신, 개인 PT, 요가나 필라테스 등 다양한 운동도 해봤어요. 아무리 운동을 열심히 해도 생각만큼 몸이 만들어지지 않아 좌절하기도 했고요. 그럴 때면 전문 트레이너를 찾아가 조언을 받고 관련 서적을 보며 열심히 공부했어요. 또 SNS로 다이어터들과 소통하면서 용기를 얻고 잘못된 부분을 고쳐나갔어요. 저 역시 큰 효과를 보았던 운동이나 식이요법, 다이어트 레시피를 많은 분들과 적극적으로 나누게 되었지요. 제가 쓴 글을 읽고 희망을 갖게 되었고 체중 감량에 성공했다는 소식을 들으면 진심으로 설레고 기뻤답니다.

그런 저의 경험과 노하우를 솔직담백한 이야기와 함께 이 책에 담았어요. 다이어트를 하며 숱한 시행착오를 겪고 좌절도 했었기에 나만의 방법을 찾을 수 있었지만 처음부터 좀 더 잘 알고 시작했다면 훨씬 수월하지 않았을까요. 여러분은 저와 같은 시행착오를 겪지 않도록 정말 효과 있는 운동법, 현실적인 다이어트 노하우를 소개하고자 최선을 다했답니다. 타고난 게 아닌 노력만으로도 누구나 김사과처럼 될 수 있다는 걸 증명해볼게요.

하루 10분, 14일간의 1014 홈트레이닝

제 블로그나 SNS에는 주로 부위별 운동법만 소개하고 있어 전체적인 운동법을 궁금해하는 분이 많았어요. 당장 공개하고 싶었지만 혹시 나에게만 효과가 있는 건 아닌지 의심스러웠지요. '좀 더 확실해지면 소개하자'라는 마음으로 잘못된 부분을 수정하고 보완해가며 열심히 연구하고 공부했어요. 드디어 완성해 이렇게 여러분께 소개합니다. 아직 한 번도 공개하지 않은 김사과표 리얼 운동 프로그램이에요.

1014 홈트레이닝! 하루 10분, 14일 동안 반복 적용하는 운동법이지요. 누구나 지치지 않고 즐기며 할 수 있는 저만의 운동 습관이에요. 몸매 전체를 자극하기 때문에 군살이 빠지고 균형 잡힌 S라인을 만들 수 있지요. 빠른 효과를 볼 수 있어 성취감도 느낄 수 있어요. 책과 함께 하루 10분만이라도 자신에게 집중하는 시간을 가져보세요. 몸의 변화를 확인하면 기분 좋게 할 수 있는 운동 습관이 생길 거예요.

CONTENTS

1ST WEEK
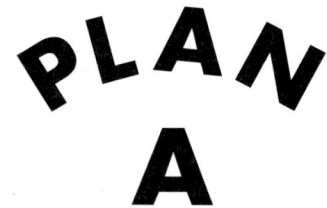
PLAN A
코어 운동

2	**PROLOGUE**
	눈에 보이는 빠른 효과,
	하루 10분 14일이면 충분하다!

다이어트 완전정복

6 1014 홈트 포인트
김사과 1014 홈트 활용법
한눈에 보는 1014 홈트 플랜

60 Q&A
사과에게 물어보세요

108 김사과의 리얼 스토리
내가 경험한 최고의 살 빼는 방법

118 1014 홈트 심리 기술
꾸준한 관리를 위한 마인드 컨트롤 가이드

---

20 DAY 1 하체 운동
하프 스쿼트 | 다리 좁혀 하프 스쿼트
와이드 스쿼트 | 스티프 데드리프트

28 DAY 2 어깨 운동
어깨 스트레칭 | 숄더 프레스
프런트 레이즈

34 DAY 3 팔 운동
삼각 푸시업 | 덤벨 컬

38 DAY 4 등 운동
덤벨 로 | 두 손 올려 로

42 DAY 5 가슴 운동
니 푸시업(기본 넓이) | 내로 푸시업
와이드 푸시업 | 덤벨 프레스

50 DAY 6 힙 운동
힙 익스텐션 | 사선 방향 힙 익스텐션
덩키킥 | 힙 브릿지

58 DAY 7 전신 운동
자극 체크 & 솔루션

2ND WEEK
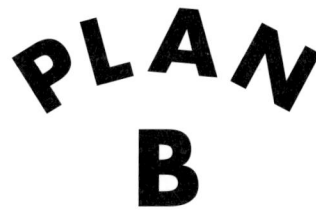
PLAN B

근력 운동

PLUS DAY
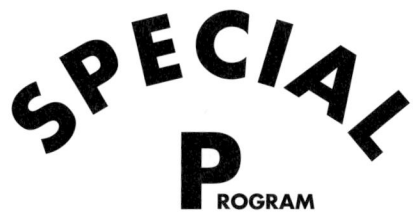
SPECIAL PROGRAM

라인 다듬기 & 상황별 집중 플랜

64　**DAY 8　하체 운동**
런지 무브먼트 | 굿모닝 | 덤벨 레그 컬
점프 스쿼트

72　**DAY 9　어깨 운동**
밴드 프레스 | 밴드 사이드 래터럴 레이즈
밴드 프런트 레이즈 | 밴드 후면삼각근

80　**DAY 10　팔 운동**
내로 밴드 컬 | 와이드 밴드 컬
트라이셉스 익스텐션
라잉 트라이셉스 익스텐션

88　**DAY 11　등 운동**
밴드 로 | 시티드 밴드

92　**DAY 12　가슴 운동**
니 푸시업(기본 넓이) | 내로 푸시업
와이드 푸시업 | 덤벨 플라이

100　**DAY 13　힙 운동**
풀 스쿼트 | 엎드려 상체 들기 | 북 스쿼트

106　**DAY 14　전신 운동**
자극 체크 & 솔루션

112　**라인 다듬기 플랜**
군살을 빼고 잔근육을 만드는
상체 집중 운동

다리는 슬림하게 엉덩이는 봉긋하게
하체 집중 운동

114　**상황별 집중 플랜**
생리할 때:
몸이 가벼워지고 피로가 풀리는 스트레칭

오랜 시간 앉아서 일할 때:
뭉친 근육을 풀어주는 근력 운동

자기 전에:
혈액순환을 돕고 숙면을 유도하는 동작

아이와 놀 때:
아이는 즐겁고 엄마는 라인을 살리는 심화 운동

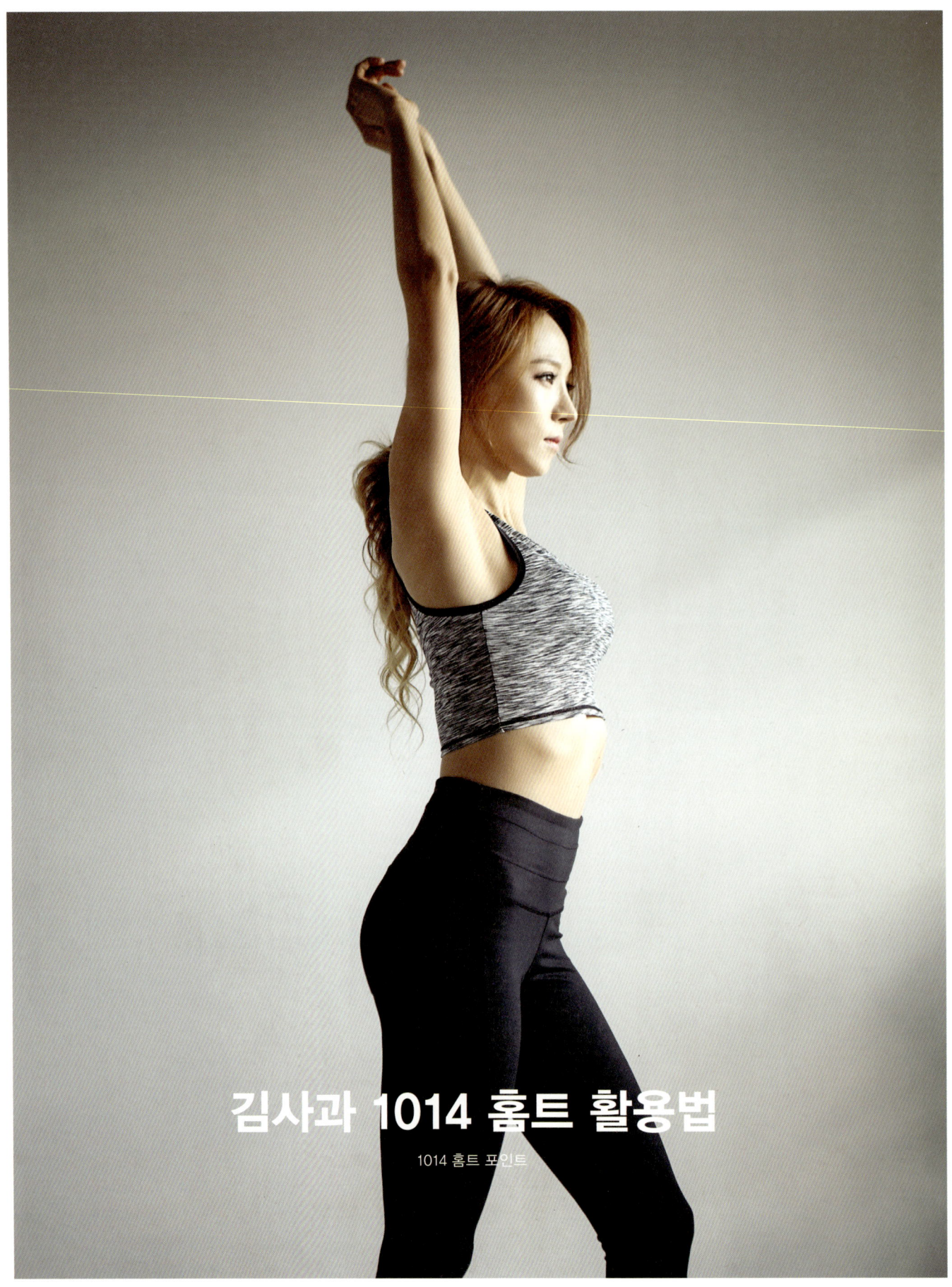

김사과 1014 홈트 활용법

1014 홈트 포인트

프로그램 순서에 따라 하체→상체→힙 순으로 실시하세요

1014 홈트는 일주일 단위로 플랜 A와 플랜 B로 구성되었으며 총 14일간의 운동 프로그램입니다. 기본 루틴은 하체→상체→힙 순으로 실시합니다. 하체 운동이 가장 어렵고 강도가 높아요. 첫날 하체 운동을 하고 나머지 날 상체 운동을 하며 하체 통증이나 자극을 풀어주는 휴식 시간을 가지는 게 좋아요. 마지막 날에는 힙 운동을 하지만 하체에도 자극이 가요. 하체가 충분히 풀린 상태에서 힙 운동을 해야 덜 힘들고 자극도 제대로 느낄 수 있어요.

메인 운동을 시작하기 전에는 기본 스트레칭을, 운동이 끝난 후에는 복부 운동을 실시하세요

날짜별 메인 운동을 시작하기 전 기본 스트레칭을 하며 몸을 풀어줘요. 스트레칭은 평소 잘 쓰지 않는 근육과 관절을 풀어 몸을 유연하게 만드는 필수 과정이에요. 모든 운동을 시작하기 전에 반드시 실시해야 합니다. 복부는 살이 쉽게 찌고 날씬해도 방심할 수 없는 부위이지요. 꾸준히 자극을 주는 게 중요해요. 복부를 집중 자극하되 다른 부위에도 영향을 주는 동작들로 구성했어요. 부위별 운동을 실시한 후 복부 운동을 하면 몸 전체에도 가볍게 자극을 줄 수 있어요.

6일 운동 후 자극 체크를 통해 몸의 변화와 통증을 확인하세요

한 주의 루틴(6일 운동)이 끝날 때마다 근육통을 느끼게 돼요. 통증이 있다는 건 운동 효과가 있다는 신호입니다. 운동마다 몸에 자극을 주는 부위가 다르고 근육통 부위 역시 다르지요. 6일의 운동 후 자극 체크 & 솔루션 페이지를 통해 올바른 통증 부위와 변화를 확인하고 무엇이 잘못됐는지, 어떤 운동을 더 해야 하는지, 앞으로의 운동에서 무엇을 추가해야 하는지 등을 확인하세요. 점차 적응되면 근육통이 느껴지지 않을 거예요. 이럴 땐 덤벨을 활용해 강도를 높이거나 횟수를 늘려서 새로운 자극을 줄 필요가 있어요. 양쪽 근육을 함께 사용했는데 한쪽 부위만 더 아프다면 자세가 바르지 않은 것일 수 있으니 더 세심하게 체크하며 실시해요.

3주차부터는 플랜 A와 플랜 B를 일주일 단위로 반복하세요

14일(2주)간의 루틴을 마치면 전신 근력 운동이 가능하기 때문에 몸이 점점 완성되어 가는 걸 느낄 수 있습니다. 3주차부터 플랜 A와 플랜 B를 일주일 단위로 반복하며 전신을 꾸준히 관리해주세요. 부위별 운동을 결합해 더 관리하고 싶은 부위의 운동을 집중적으로 실시해도 좋아요.

자신의 페이스를 유지하며 운동하세요

운동 루틴을 10분에 맞춰 구성했지만 운동을 오래 쉬었거나 초보자, 꾸준히 트레이닝을 받은 분들은 시간이 모자라거나 남을 수 있어요. 시간보다는 호흡법과 동작을 정확하게 하는 게 더 중요해요. 꼭 10분에 운동을 끝내려 하지 말고 자신의 페이스를 유지하며 운동하세요.

한눈에 보는 1014 홈트 플랜

STEP 1 WARM UP! 기본 스트레칭으로 워밍업

STEP 2 MAIN EXERCISE! 동작별로 15회씩 3세트 실시

A PLAN

DAY 1	DAY 2	DAY 3
근육 구석구석 이완하기 하프 스쿼트 다리 좁혀 하프 스쿼트 와이드 스쿼트 스티프 데드리프트	**근육 자극하기** 어깨 스트레칭 숄더 프레스 프런트 레이즈	**체지방 태우기 & 속근육 긴장시키기** 삼각 푸시업 덤벨 컬
곧게 뻗은 하체	가녀린 어깨	슬림한 팔

B PLAN

DAY 8	DAY 9	DAY 10
운동량 폭발! 런지 무브먼트 굿모닝 덤벨 레그 컬 점프 스쿼트	**뭉친 근육 풀어주기 & 굽은 어깨 펴주기** 밴드 프레스 밴드 사이드 래터럴 레이즈 밴드 프런트 레이즈 밴드 후면삼각근	**살이 잘 찌는 부위 집중 공략하기** 내로 밴드 컬 와이드 밴드 컬 트라이셉스 익스텐션 라잉 트라이셉스 익스텐션

STEP 3 WRAP UP! 복부 운동으로 마무리

STEP 4 REPLAY! 플랜 A – 플랜 B를 일주일 단위로 반복

DAY 4
**군살 집중 공략하기
& 근육 키우기**
덤벨 로
두 손 올려 로

DAY 5
근육량 늘리기
니 푸시업(기본 넓이)
내로 푸시업
와이드 푸시업
덤벨 프레스

DAY 6
**체지방 태우기
& 자극 느끼기**
힙 익스텐션
사선 방향 힙 익스텐션
덩키킥
힙 브릿지

DAY 7
**자극 체크 &
솔루션**

매끈한 등 · 탄력 있는 가슴 · 봉긋 솟은 힙 · 완벽한 전신 라인

DAY 11
**군살 집중 공략하기
& 근육 키우기**
밴드 로
시티드 밴드

DAY 12
응용 동작으로 자극 키우기
니 푸시업(기본 넓이)
내로 푸시업
와이드 푸시업
덤벨 플라이

DAY 13
근육 & 탄력 키우기
풀 스쿼트
엎드려 상체 들기
북 스쿼트

DAY 14
**자극 체크 &
솔루션**

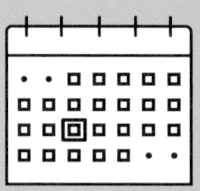

365일 매일매일 꾸·준·하·게 다이어트가 절로 되는 운·동·습·관

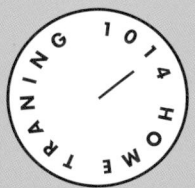

1014 홈·트·레·이·닝 START ⟶

운동 전 기본 스트레칭

- 날짜별 운동 시작 전 필수 진행

어깨 돌리기

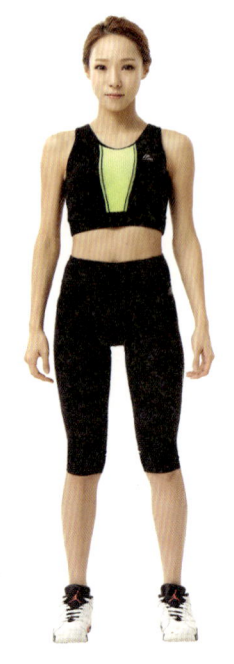
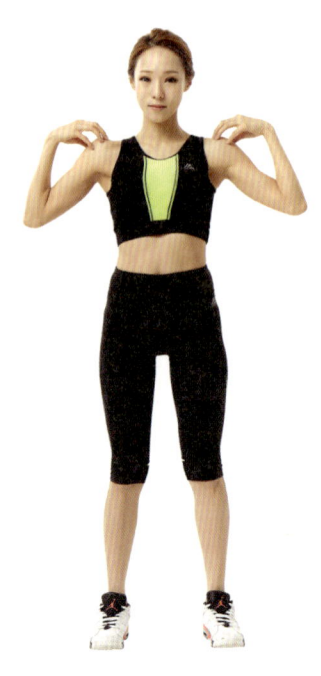
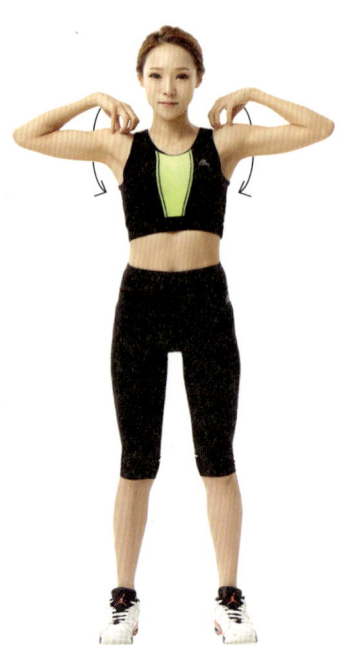
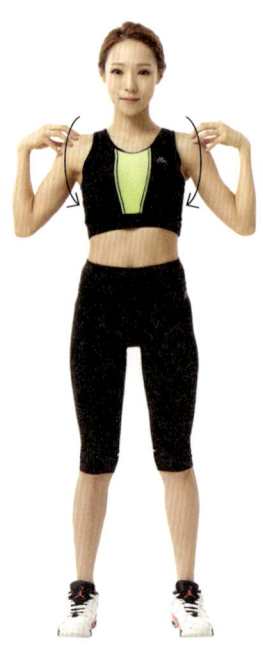

1. 다리를 어깨너비로 벌리고 바르게 선다.
2. 팔을 바깥으로 접어 손가락을 어깨 위에 올린다.
3. 어깨를 바깥쪽으로 5회 돌린다.
4. 어깨를 안쪽으로 5회 돌린다.

하체 쭉 펴기

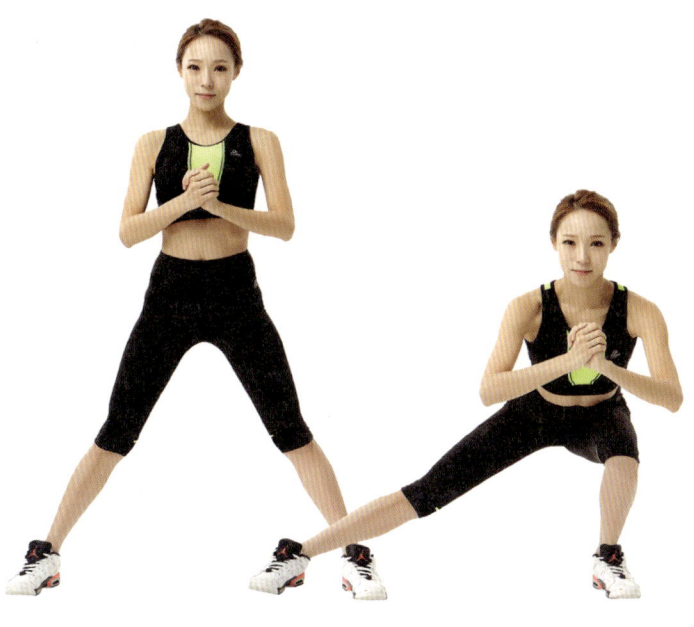
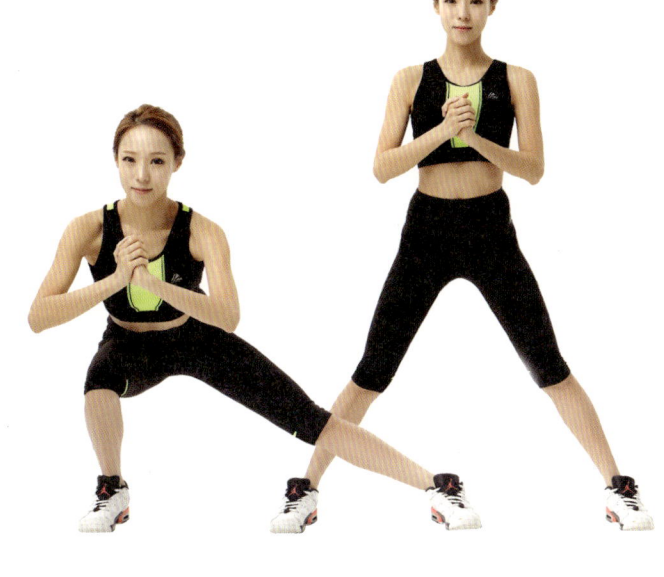

1 양손을 맞잡고 양발을 어깨너비의 두 배로 벌린다.

2 한쪽 무릎을 앞으로 접으며 반대쪽 다리를 옆으로 펴 10초 정도 유지한다.

3 다른 무릎을 앞으로 접으며 반대쪽 다리를 옆으로 펴 10초 정도 유지한다.

4 천천히 시작 자세로 돌아온다.

발목 돌리기

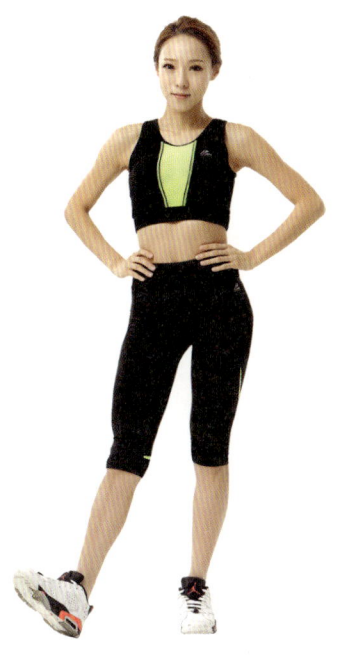
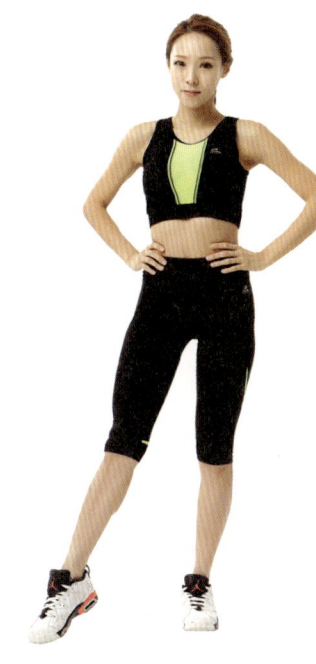
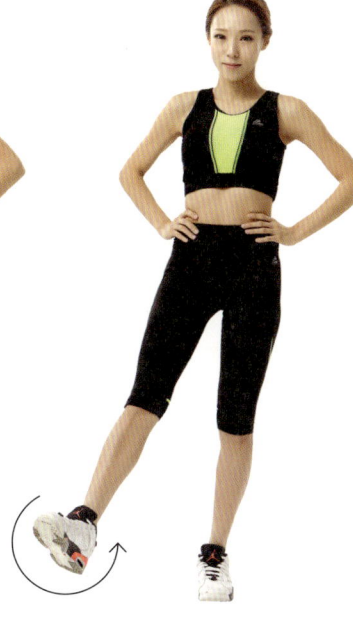
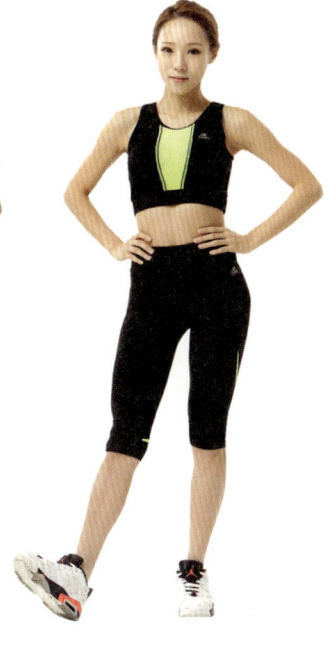

1 양팔을 접어 손을 허리에 댄 뒤 한쪽 뒤꿈치를 바닥에 대며 앞꿈치를 세운다.

2 발끝을 세워 바닥에 댄다.

3 발을 들어 발끝으로 원을 5회 그린다.

4 시작 자세로 돌아온다. 반대쪽도 똑같이 실시한다.

팔 옆으로 펴기

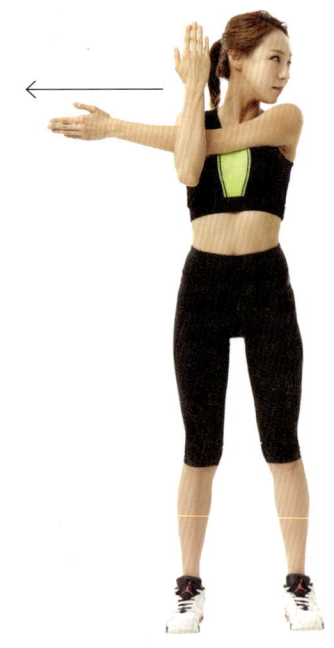 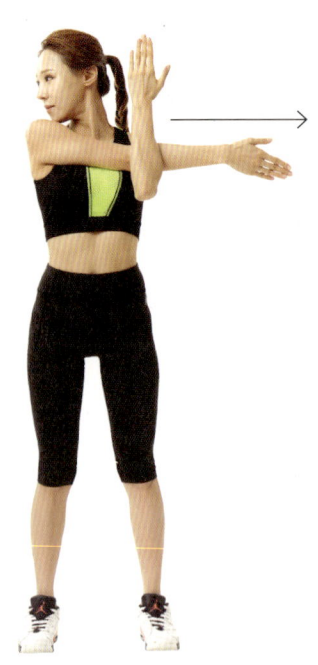

1 다리를 어깨너비로 벌린다. 한쪽 팔을 접은 뒤 반대쪽 팔을 쭉 펴서 접은 팔 사이에 넣는다. 고개를 팔 반대편으로 돌리면서 접은 팔을 가슴 쪽으로 당긴다. 10초 정도 유지한다.

2 다른 팔을 접은 뒤 반대쪽 팔을 쭉 펴서 접은 팔 사이에 넣는다. 고개를 팔 반대편으로 돌리면서 접은 팔을 가슴 쪽으로 당긴다. 10초 정도 유지한다.

허리 돌리기

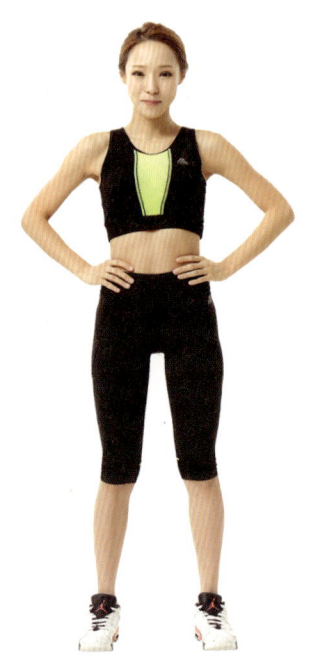 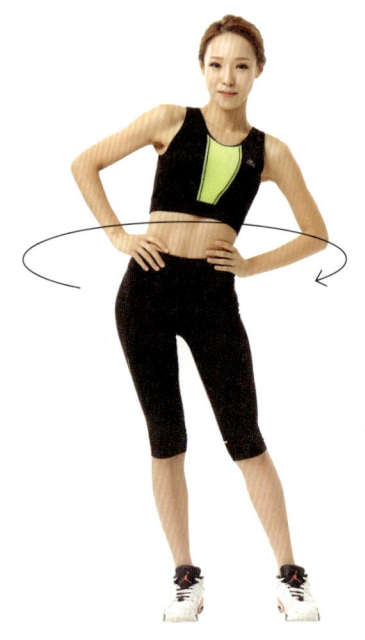 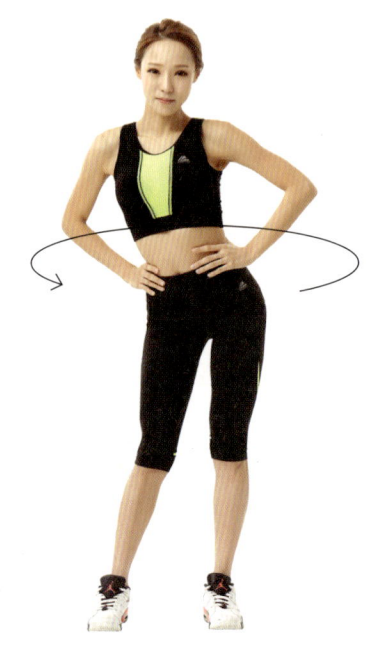

1 양팔을 접어 손을 허리에 댄다.

2 허리를 한쪽으로 둥글게 10회 돌린다.

3 반대쪽으로 둥글게 10회 돌린다.

목 옆으로 당기기

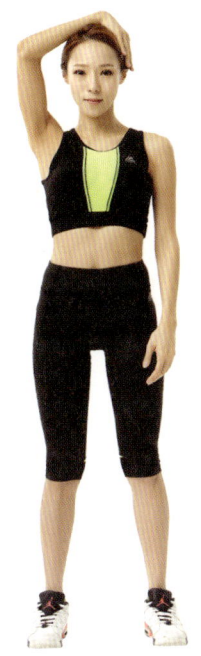 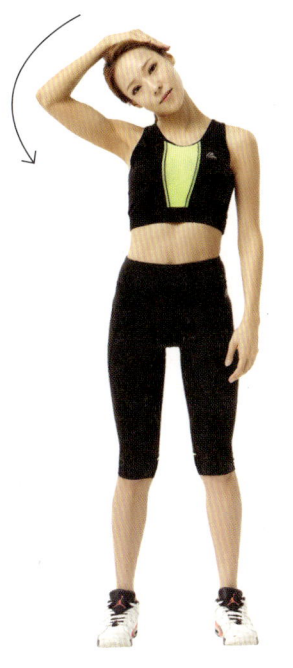 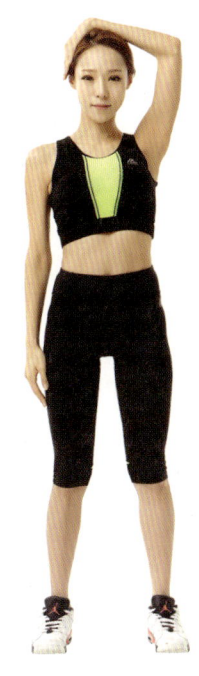 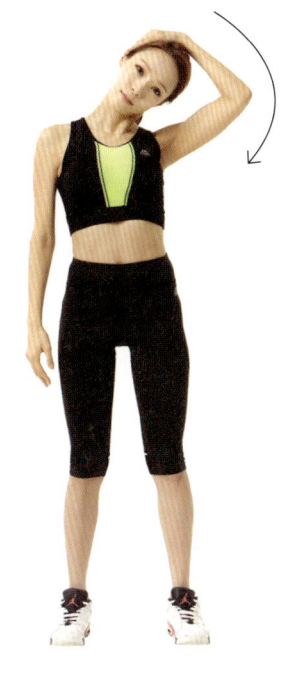

1. 한쪽 팔을 접어 올려 손바닥으로 머리를 감싼다.
2. 머리를 천천히 옆으로 당겨 10초 정도 유지한다.
3. 반대쪽 팔을 접어 올려 손바닥으로 머리를 감싼다.
4. 머리를 천천히 옆으로 당겨 10초 정도 유지한다.

목 내렸다 올리기

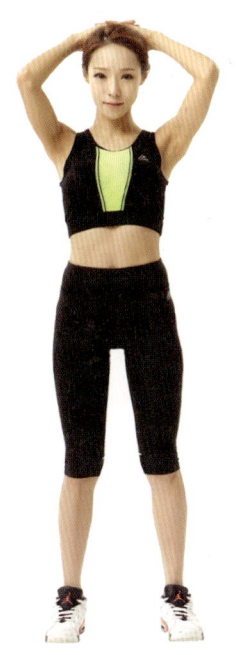 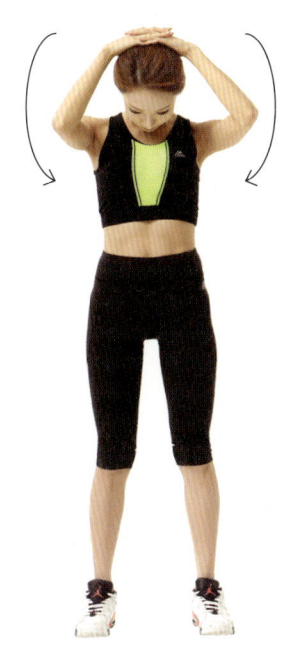 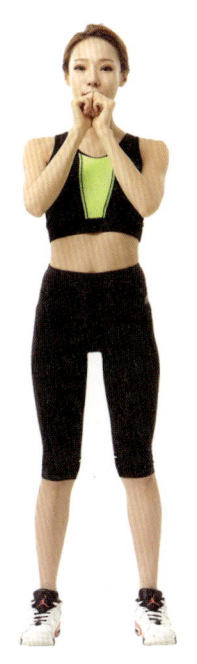 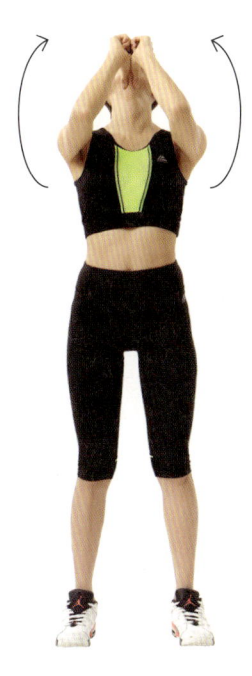

1. 양팔을 접어 올려 손바닥으로 뒤통수를 감싼 뒤 손깍지를 낀다.
2. 손바닥에 힘을 주며 머리를 천천히 아래로 내린다. 5초 정도 유지한다.
3. 손가락을 접어 맞댄 뒤 엄지손가락을 펴서 턱에 댄다.
4. 엄지손가락에 힘을 주며 턱을 천천히 위로 올린다. 5초 정도 유지한다.

운동 후 복부 운동

- 날짜별 운동이 끝난 후 필수 진행
- 동작별로 15회씩 3세트 실시

다리 들었다 내리기

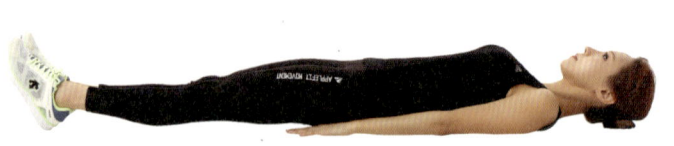

1 바닥에 누워 양발을 붙이고 양손바닥으로 바닥을 짚는다.

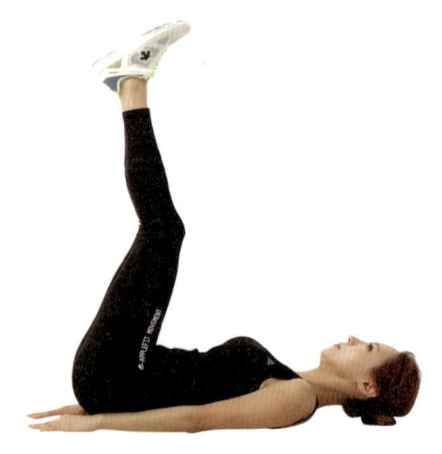

2 무릎을 살짝 구부려 다리를 위로 올린다. 숨을 들이마신다.

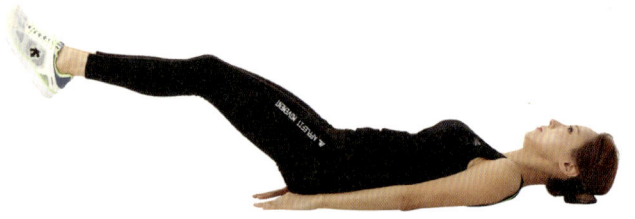

3 숨을 내쉬면서 무릎에서 발목까지 바닥과 수평이 될 정도로 내려 15초 정도 유지한다. **2~3**번을 15회 반복한다.

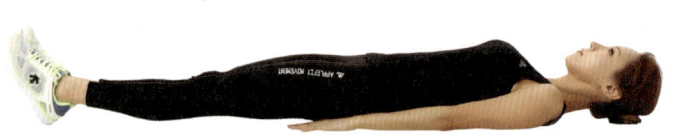

4 숨을 들이마시면서 천천히 시작 자세로 돌아온다.

상체 올렸다 내리기

복부 운동

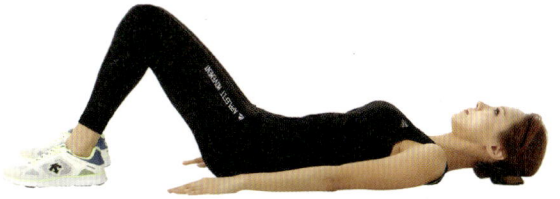

1   바닥에 누워 무릎을 세운다.

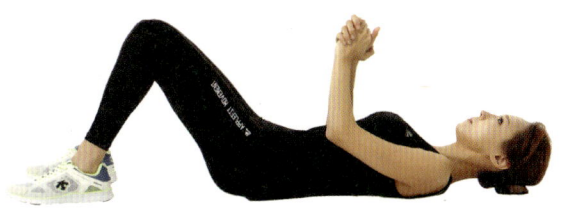

2   팔을 구부려 양손을 맞잡고 가슴 앞에 위치시킨다.

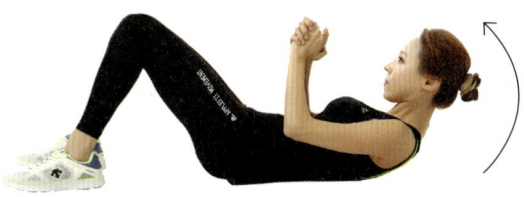

3   허리를 바닥에 고정한 상태로 숨을 내쉬면서 상체를 들어 올린다.

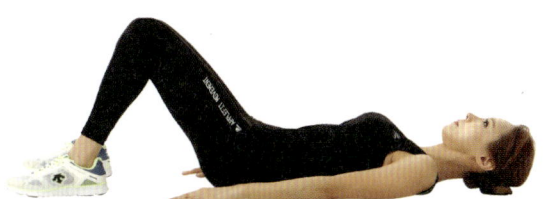

4   숨을 들이마시면서 천천히 시작 자세로 돌아온다.

상체 비틀기

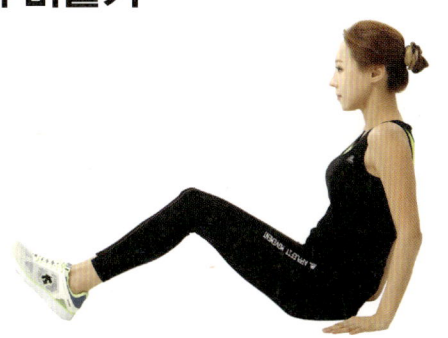

1   바닥에 앉아 무릎을 세운다.

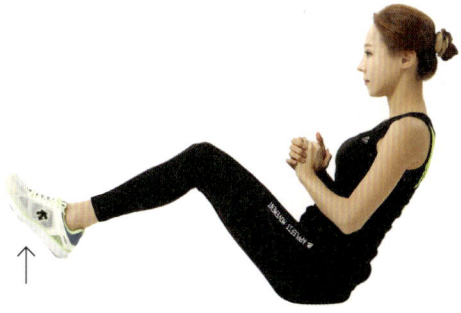

2   양손을 맞잡고 가슴 앞에 위치시킨 뒤 숨을 들이마시면서 발을 위로 살짝 든다.

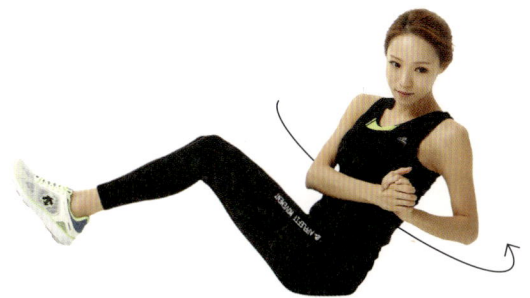

3   골반을 바닥에 고정한 상태로 숨을 내쉬면서 복부에 힘을 준 뒤 상체를 한쪽으로 비튼다.

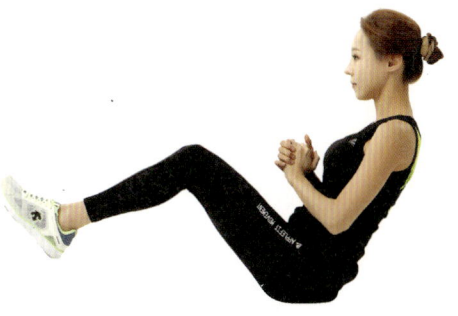

4   숨을 들이마시면서 상체를 정면으로 돌린다. 반대쪽도 똑같이 실시한다.

1ST WEEK

PLAN A

코어 운동

- 시작은 기본 스트레칭 (page 12 참고)
- 동작별로 15회씩 3세트 실시
- 마무리는 복부 운동 (page 16 참고)
- 덤벨은 500ml 생수병으로 대체

DAY 1 하체 근육 구석구석 이완하기	스쿼트는 허벅지, 종아리, 엉덩이를 탄탄하게 하는 대표적인 동작으로 다리 사이의 간격과 발끝의 각도에 따라 자극을 받는 부위가 조금씩 달라져요. 처음에는 양발의 간격을 다르게 벌리고 스쿼트를 실시해요. 마지막에 하체 뒤쪽 라인에 자극을 주어 하체 전체 근육을 이완시켜요.
DAY 2 어깨 근육 자극하기	목에서부터 연결되는 매끄러운 어깨 라인과 곧은 쇄골 라인은 여성미를 배가시키지요. 어깨 근육인 삼각근의 전면, 측면, 후면을 골고루 자극해주면 어깨 라인의 군살을 제거하고 팔뚝을 슬림하게 만들 수 있어요. 어깨는 회전하는 관절이므로 각도를 정확히 맞춰 동작을 실시하는 게 중요해요.
DAY 3 팔 체지방 태우기 & 속근육 긴장시키기	팔은 소근육으로 이루어져 있어 운동을 꾸준히 하면 잔근육 있는 팔 라인을 만들 수 있어요. 팔 바깥쪽 근육만 자극하면 팔이 두꺼워 보일 수 있어요. 속근육 자극에 집중하며 탄탄하고 슬림한 팔을 만들어요. 칼로리를 소모하면서 상체 전반의 탄력을 더해주는 운동을 곁들이면 더욱 효과가 좋아요.
DAY 4 등 군살 집중 공략하기 & 근육 키우기	등은 자칫 소홀하기 쉬운 부위지만 나이가 들수록 지방이 쉽게 축적돼 관리가 필요해요. 등살이 울퉁불퉁하면 몸이 둔해 보이고 옷을 입어도 스타일이 살지 않지요. 허리와 척추의 근력을 강화하는 코어 운동(몸의 중심인 등, 복부, 골반을 단련해 근육을 강화하고 바른 자세를 만드는 효과가 있다)을 함께 하면 매끈한 등 라인을 만드는 데도 효과적이에요.
DAY 5 가슴 근육량 늘리기	90% 이상 지방으로 이루어진 가슴은 탄력을 잃기 쉬워 근육량을 늘려주는 운동이 필요해요. 푸시업은 가슴, 어깨, 삼두근 등 상체 전반의 근육을 효율적으로 자극할 수 있는 운동이지요. 가슴 근육이 발달하면 크기와 상관없이 탄력 있는 가슴 모양을 유지할 수 있어요.
DAY 6 힙 체지방 태우기 & 자극 느끼기	탄력 넘치고 탱탱한 엉덩이를 유지하려면 힙업 운동은 필수! 덩키킥은 당나귀가 뒷발질하듯이 다리를 뒤로 들어 올리는 동작으로 처진 힙을 탄력 있게 올려줍니다. 힙 익스텐션으로 다리를 들어 올리는 각도를 조금씩 다르게 하면 힙의 안쪽과 바깥쪽, 위와 아래의 근육을 골고루 자극할 수 있어요.
DAY 7 자극 체크 & 솔루션	부위별로 자극이 정확하게 느껴지는지 확인해요. 자극이 제대로 느껴지지 않거나 자극 부위가 다르다면 솔루션을 따라 자세를 교정하고 운동을 보충합니다.

1 DAY

하체 하프 스쿼트

하프 스쿼트는 허벅지 군살 제거와 힙업에 가장 효과가 좋은 운동으로 꼽혀요.
반만 앉는 하프 스쿼트를 실시하면 허벅지 앞쪽의 근육을 집중적으로 자극할 수 있어요.
무릎이나 발목 부상의 염려가 낮아 스쿼트의 시작으로 좋아요.

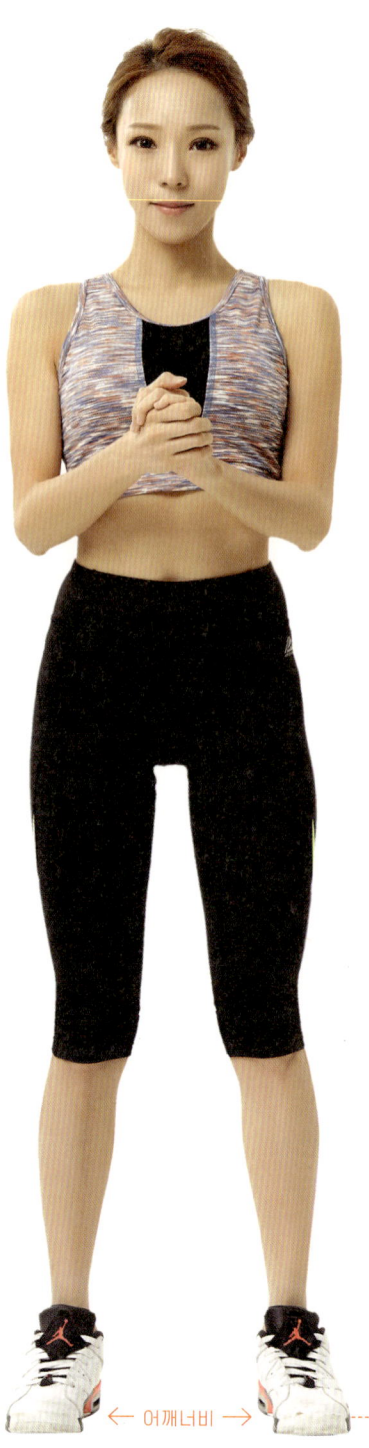

1 다리를 어깨너비로 벌리고 선 뒤 팔을 구부려 양손을 맞잡는다.

← 어깨너비 →

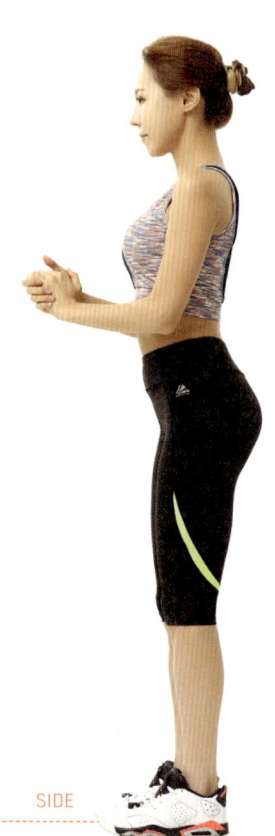

SIDE

PLAN A

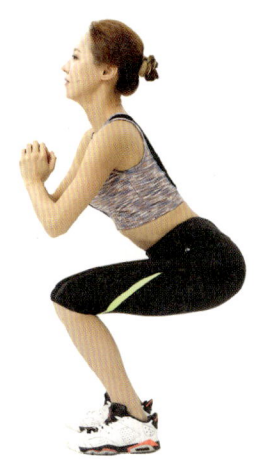

NG 머리가 뒤로 젖히거나 무릎이 발끝보다 앞으로 나오면 안 돼요.

2 숨을 들이마시면서 허벅지가 바닥과 수평이 되는 지점까지 앉는다.

3 숨을 내쉬면서 뒤꿈치로 바닥을 밀어내는 느낌으로 엉덩이에 힘을 주며 일어난다.

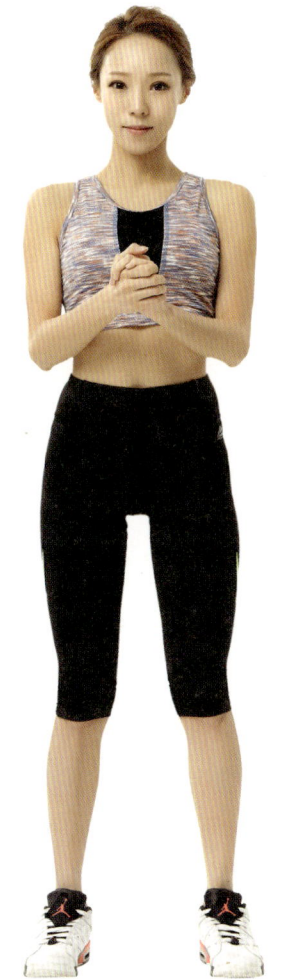

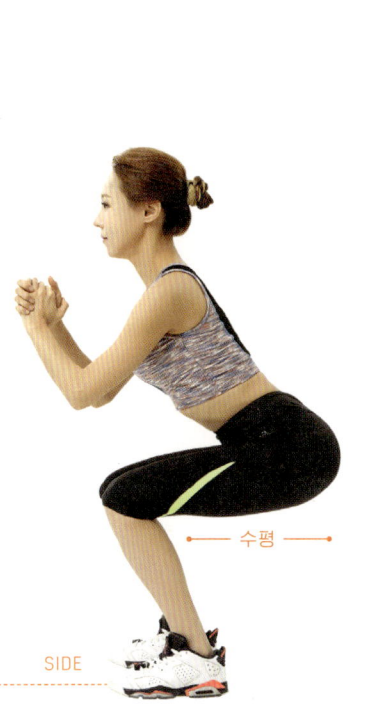

수평

SIDE

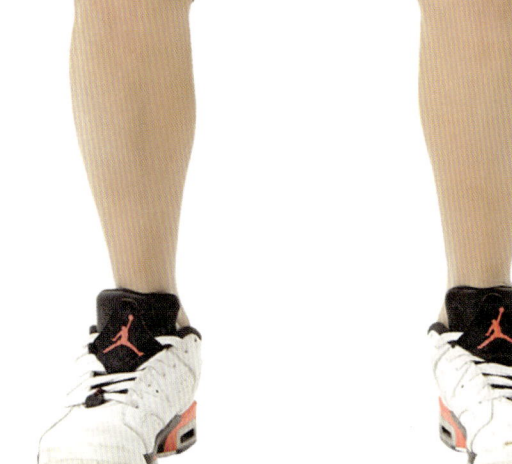

하체 운동

1 DAY

하체 다리 좁혀 하프 스쿼트

양발을 어깨너비보다 좁게 벌려 하프 스쿼트를 하면 하체 라인을 전체적으로 슬림하게 가꿀 수 있어요.
엉덩이 위쪽 근육을 강화해 봉긋 솟은 엉덩이를 만들어줘요.

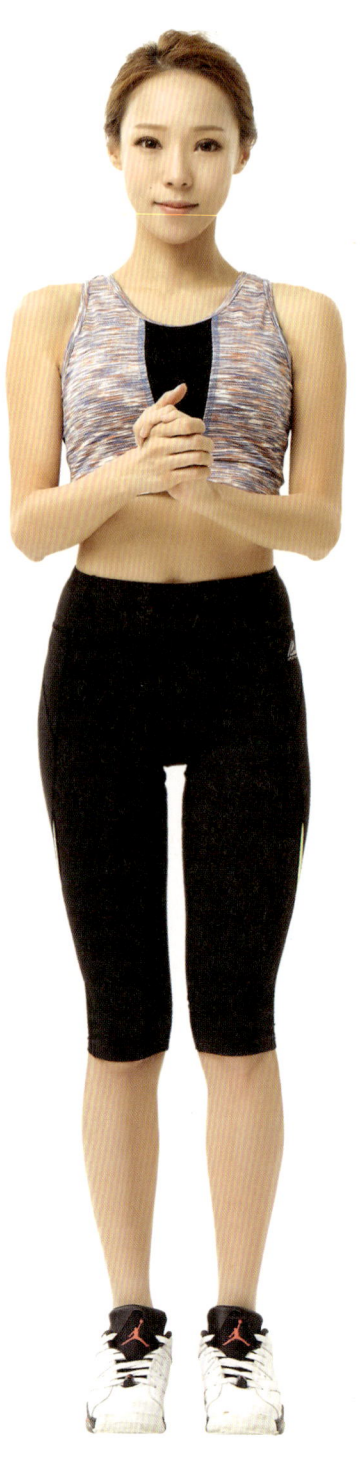

1 다리를 어깨너비보다 좁게 벌리고 선 뒤 팔을 구부려 양손을 맞잡는다.

22　　　　　　　　　　　　　　　　　　　　　　　　　　　　PLAN A

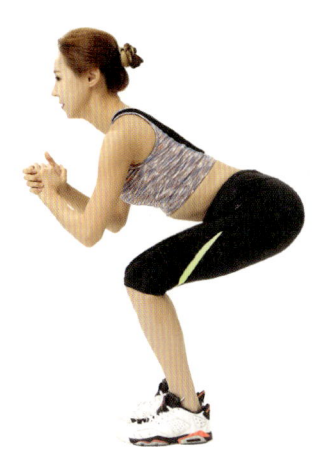

NG 엉덩이를 뒤로 빼지 않아요.

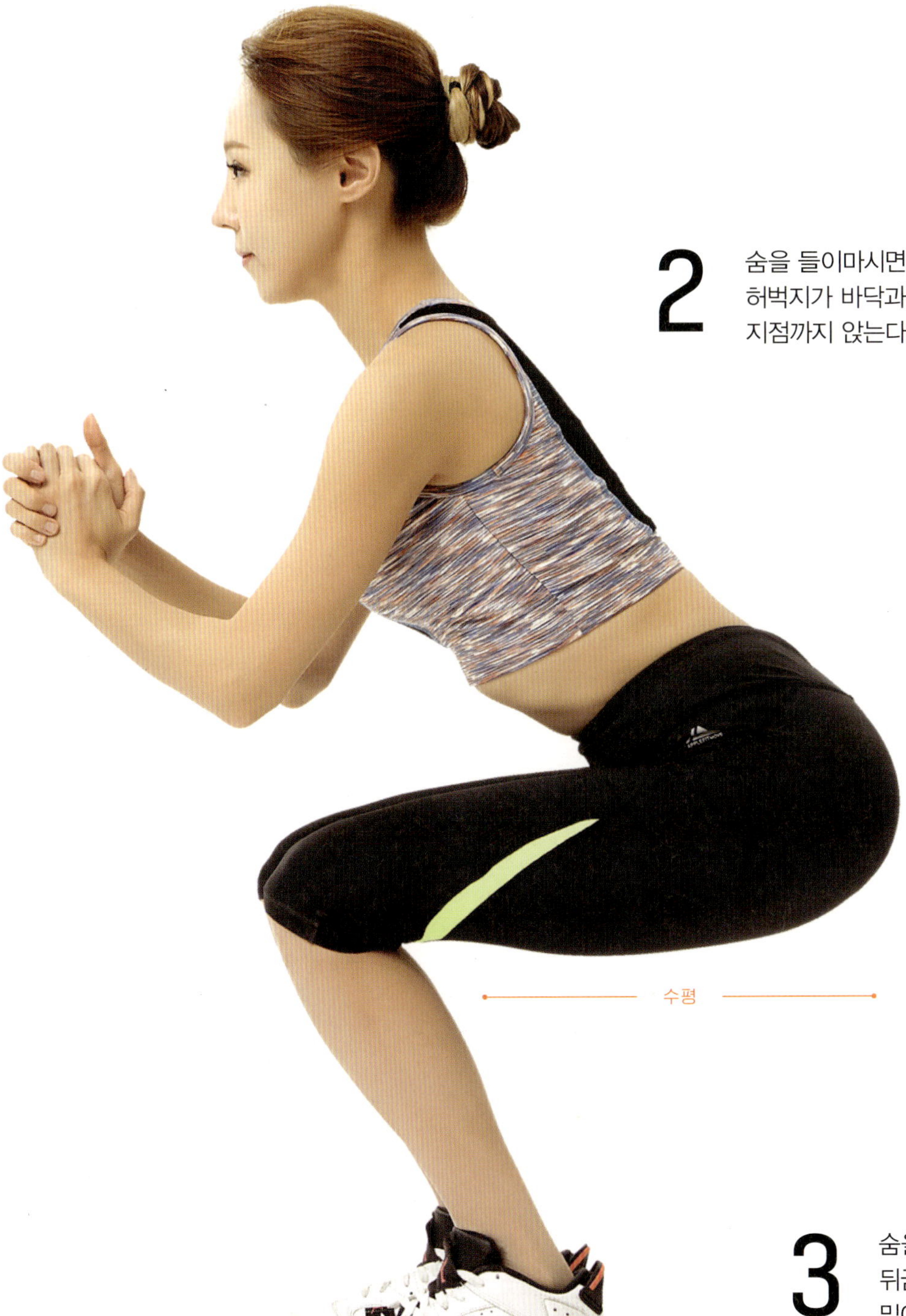

2 숨을 들이마시면서 허벅지가 바닥과 수평이 되는 지점까지 앉는다.

← 수평 →

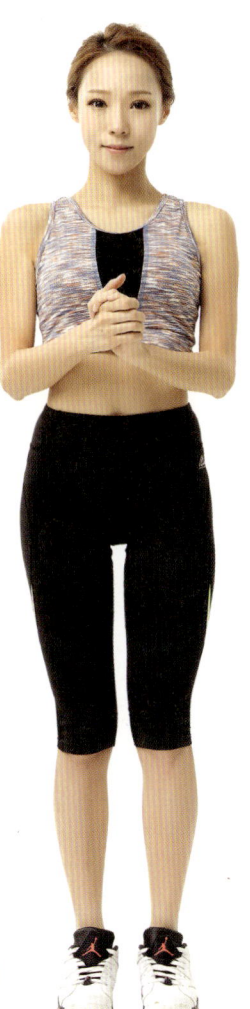

3 숨을 내쉬면서 뒤꿈치로 바닥을 밀어내는 느낌으로 엉덩이에 힘을 주며 일어난다.

1 DAY

하체 와이드 스쿼트

양쪽 다리를 어깨너비보다 넓게 벌리고 다리를 굽히는 동작으로 다리 전체를 자극해요.
특히 허벅지 안쪽과 엉덩이 군살 제거에 효과가 있어요.

1 다리를 어깨너비의 두 배로 벌리고 선 뒤 팔을 구부려 양손을 맞잡는다. 발끝은 45도로 벌린다.

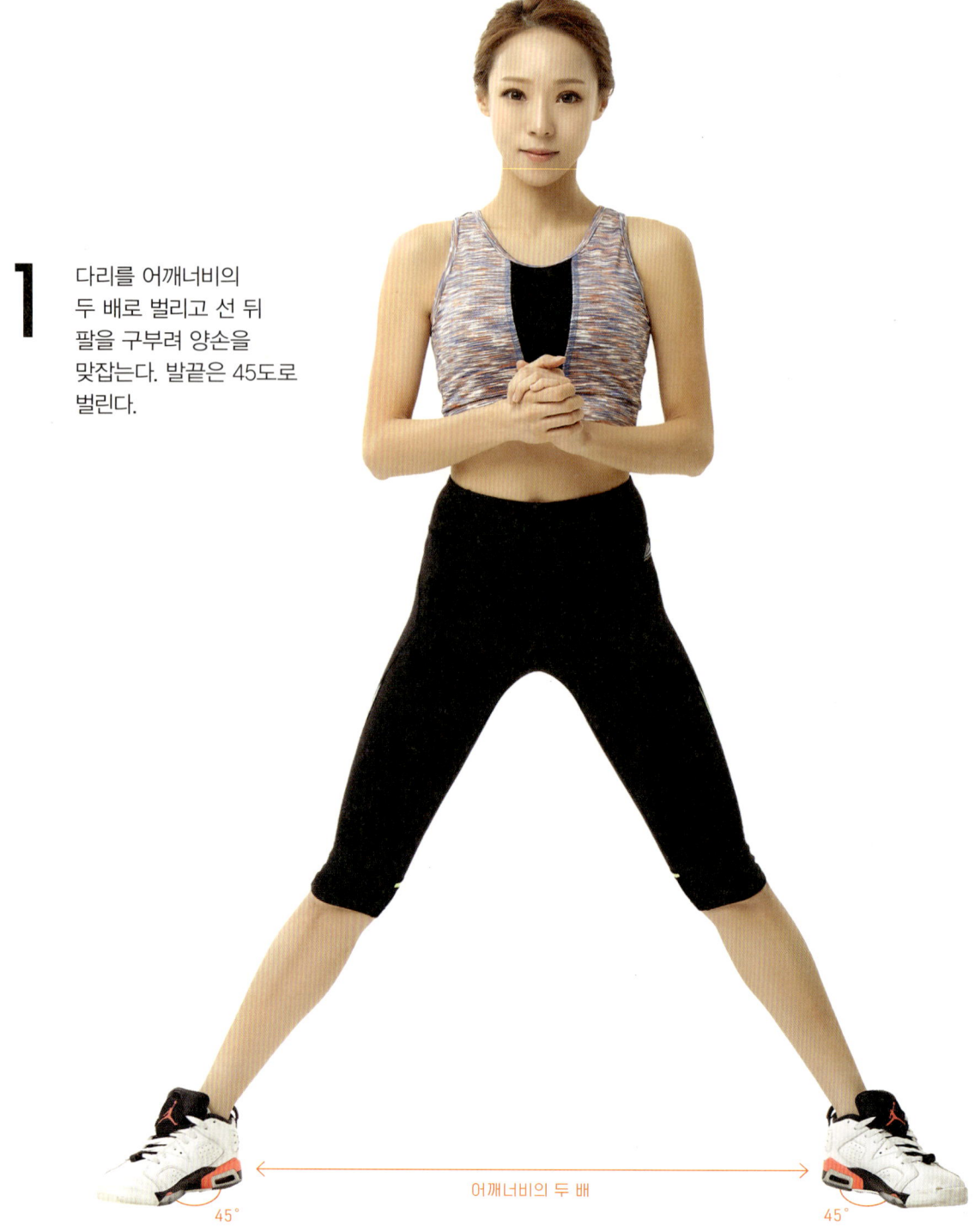

어깨너비의 두 배
45° 45°

24　　　　　　　　　　　　　　　　　　　　　　　　　　　PLAN A

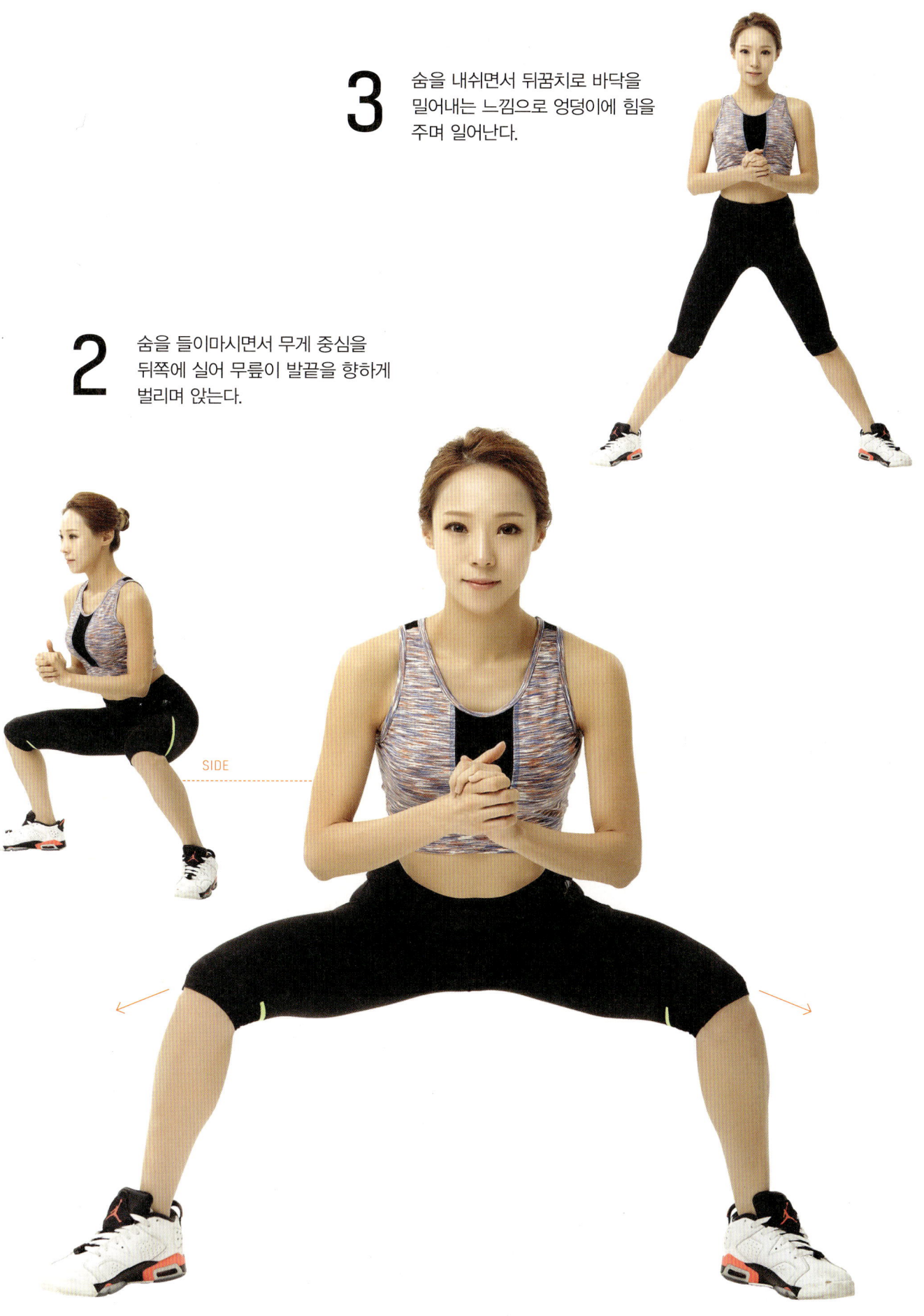

3 숨을 내쉬면서 뒤꿈치로 바닥을 밀어내는 느낌으로 엉덩이에 힘을 주며 일어난다.

2 숨을 들이마시면서 무게 중심을 뒤쪽에 실어 무릎이 발끝을 향하게 벌리며 앉는다.

SIDE

하체 운동

1 DAY

하체 스티프 데드리프트

하체는 물론 엉덩이와 허리, 등까지 몸의 뒤쪽 근육을 골고루 자극해주는 운동이에요.
특히 허리의 척추기립근을 강화시켜 '뒤태 미인'을 만들어주지요.
양손에 덤벨이나 물병을 들고 실시하면 효과가 더욱 좋아요.

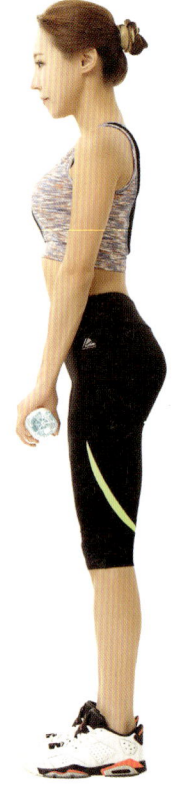

1 양손에 덤벨을 잡고 바르게 선다.
손등을 정면에 위치시킨 뒤
양손을 허벅지 앞에 놓는다.

2 무릎을 약간 구부린 상태로
숨을 들이마시면서 골반을
뒤로 빼며 상체를 내린다.

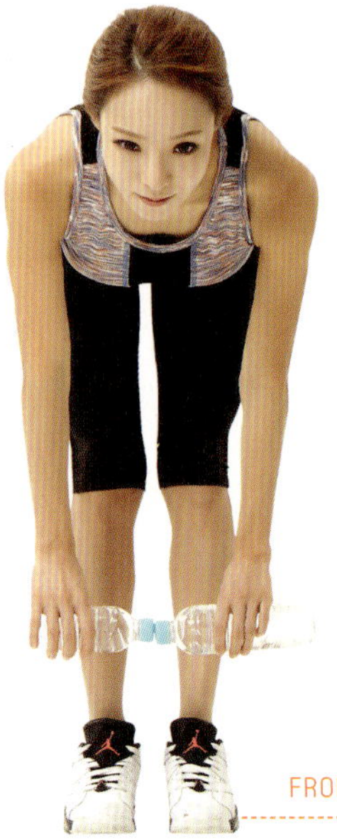

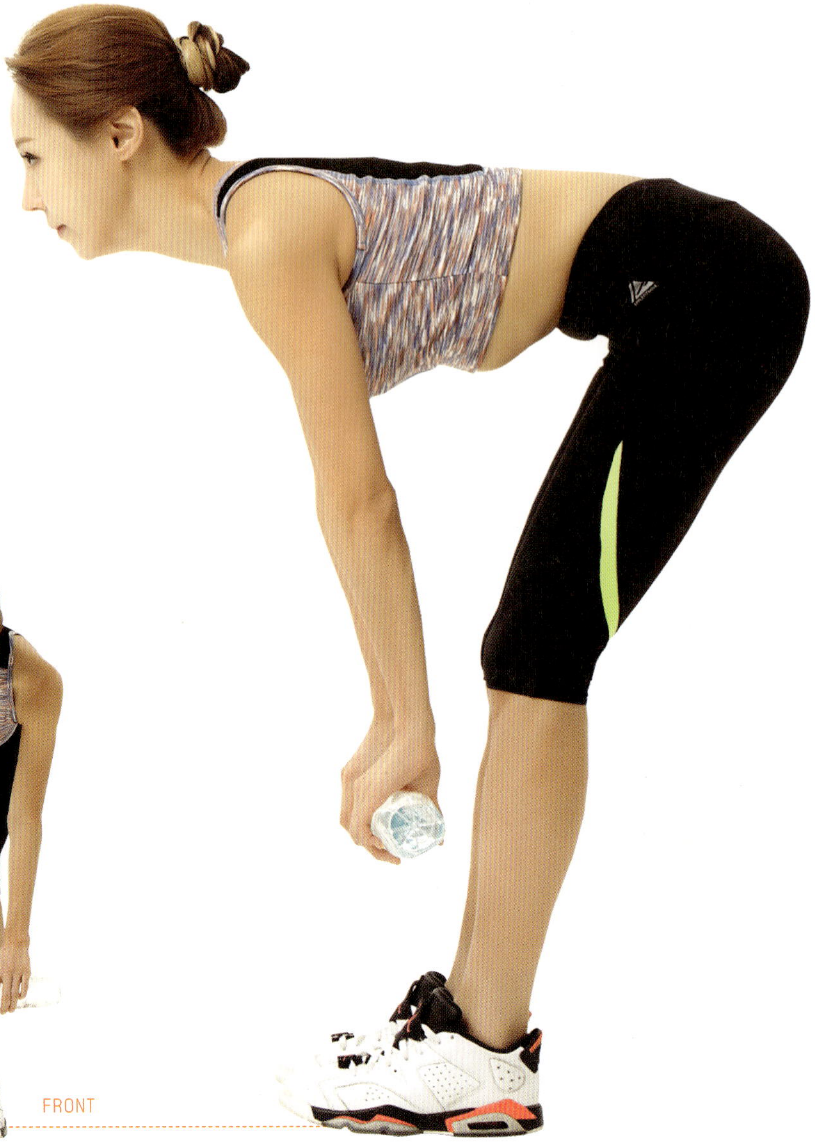

FRONT

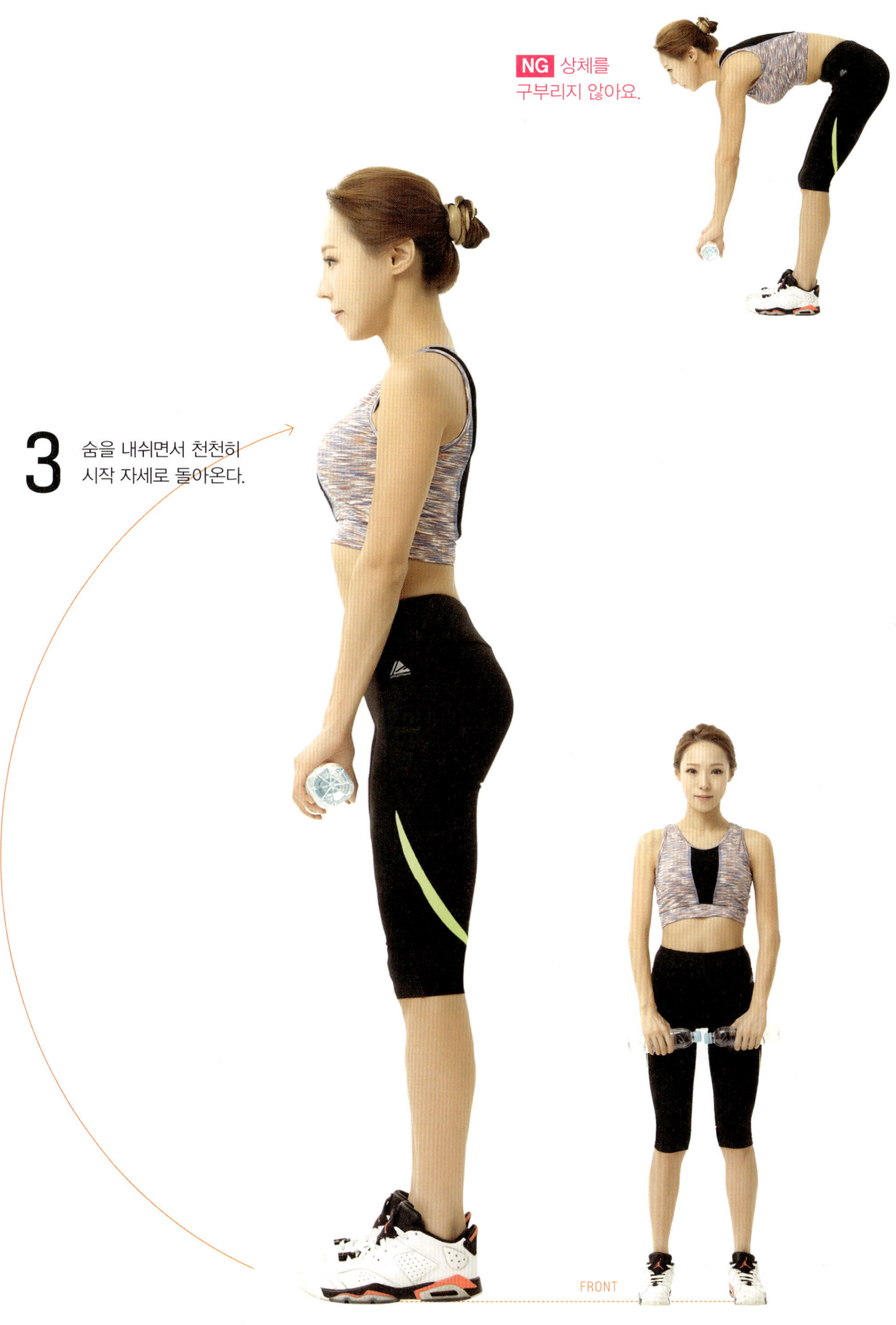

NG 상체를 구부리지 않아요.

3 숨을 내쉬면서 천천히 시작 자세로 돌아온다.

FRONT

하체 운동 27

2 DAY

어깨 | 어깨 스트레칭

어깨 전체의 뭉친 근육을 풀어주고 혈액순환을 원활하게 해주는 동작. 어깨는 피로가 쌓여 근육이 뭉치기 쉬운 부위예요. 본격적인 운동에 앞서 스트레칭을 하며 근육을 풀어줘요.

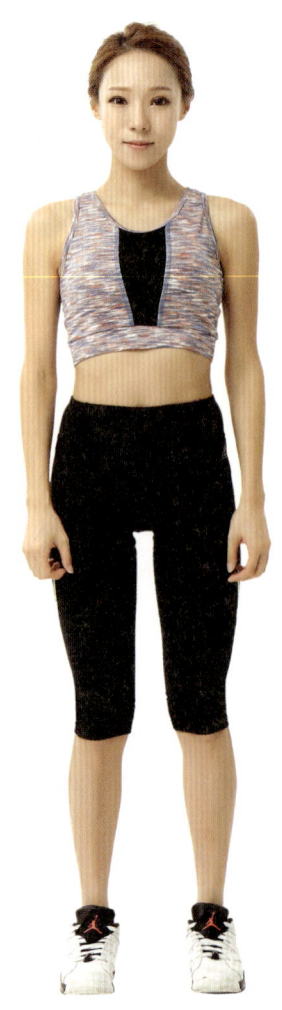

1 다리를 어깨너비로 벌리고 바르게 선다.

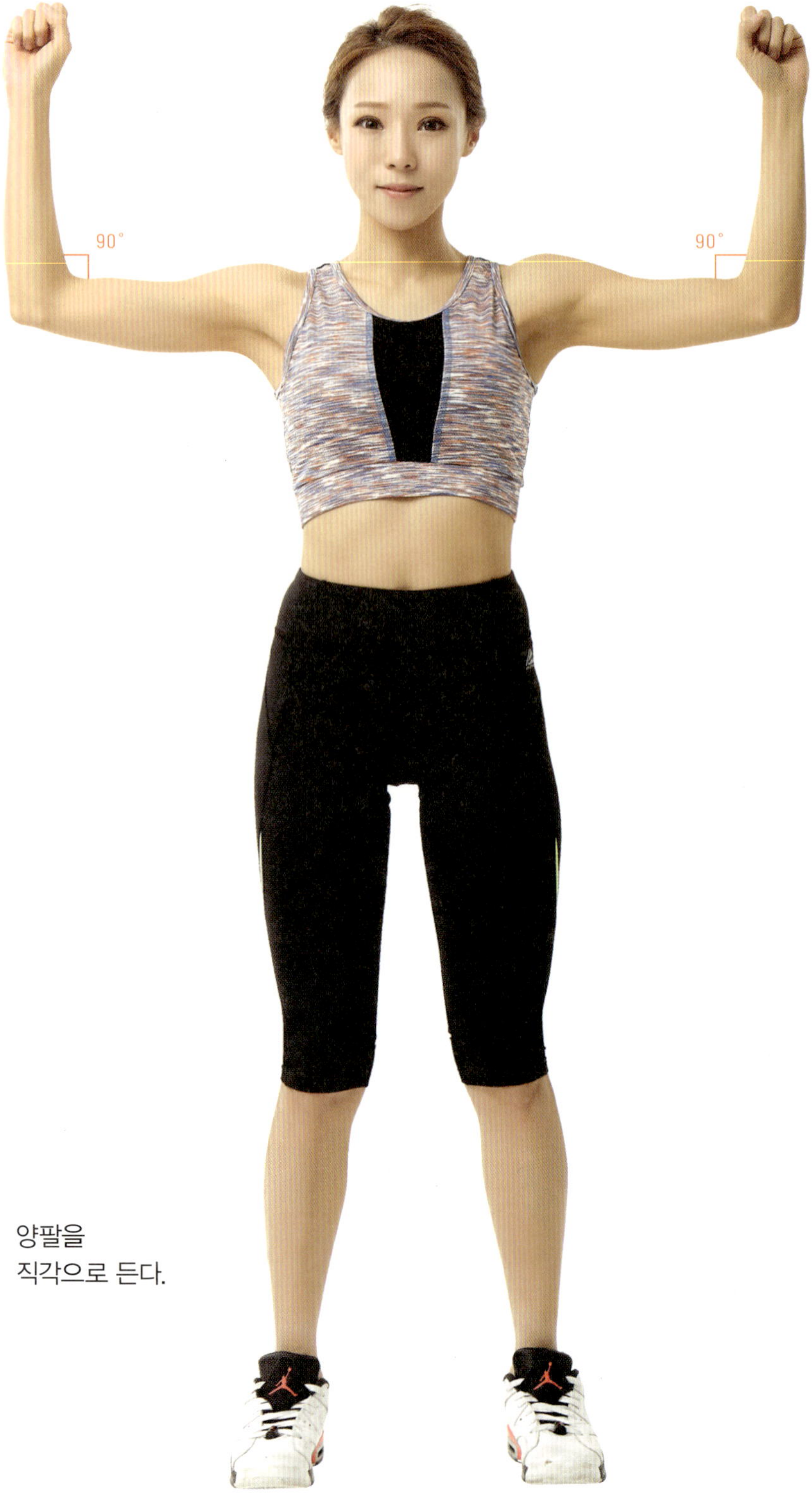

2 양팔을 직각으로 든다.

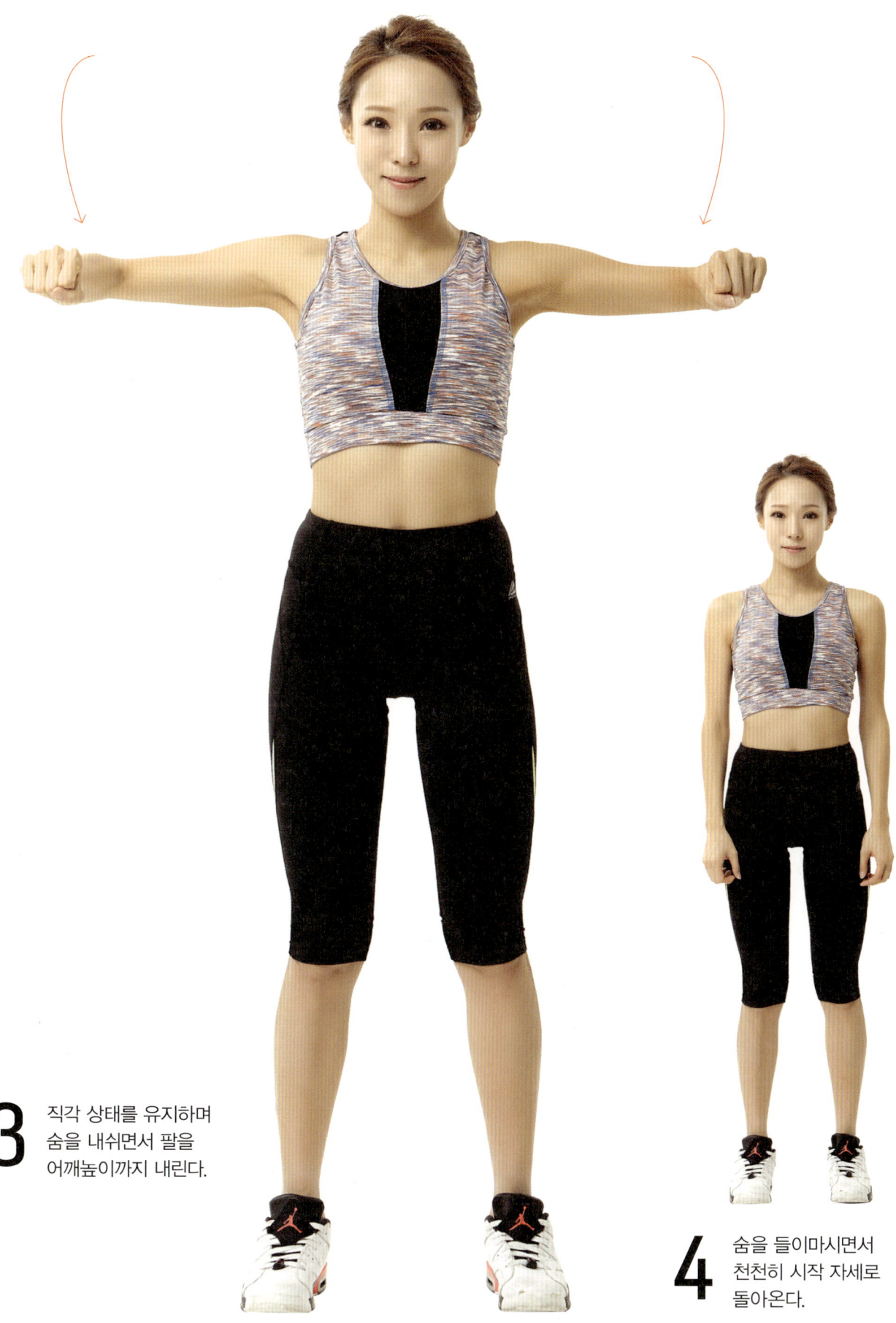

3 직각 상태를 유지하며 숨을 내쉬면서 팔을 어깨높이까지 내린다.

4 숨을 들이마시면서 천천히 시작 자세로 돌아온다.

어깨 운동

2 DAY

어깨 숄더 프레스

어깨가 좁아서 옷을 입어도 태가 나지 않는 사람에게 강력 추천해요.
삼각근 전면과 측면을 강화해 어깨가 넓어지고 어깨 근육을 부드럽게 풀어주지요.
덤벨을 들고 천천히 팔을 올렸다 내리며 자극에 집중해요.

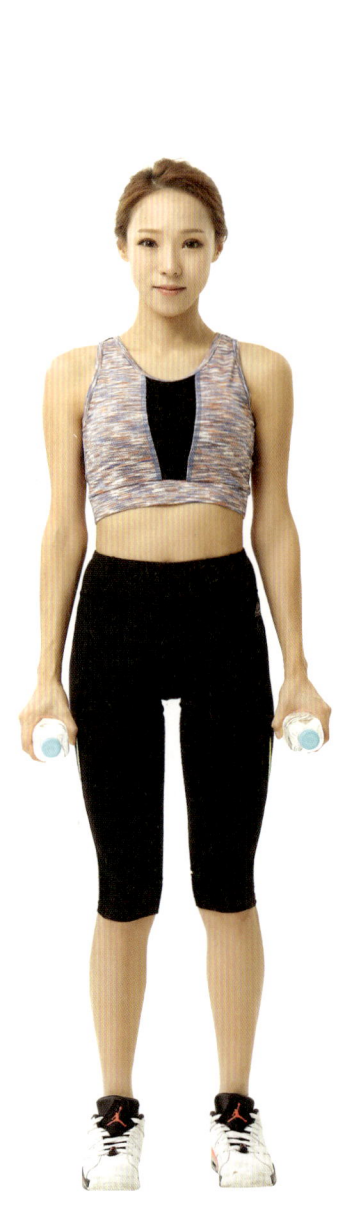

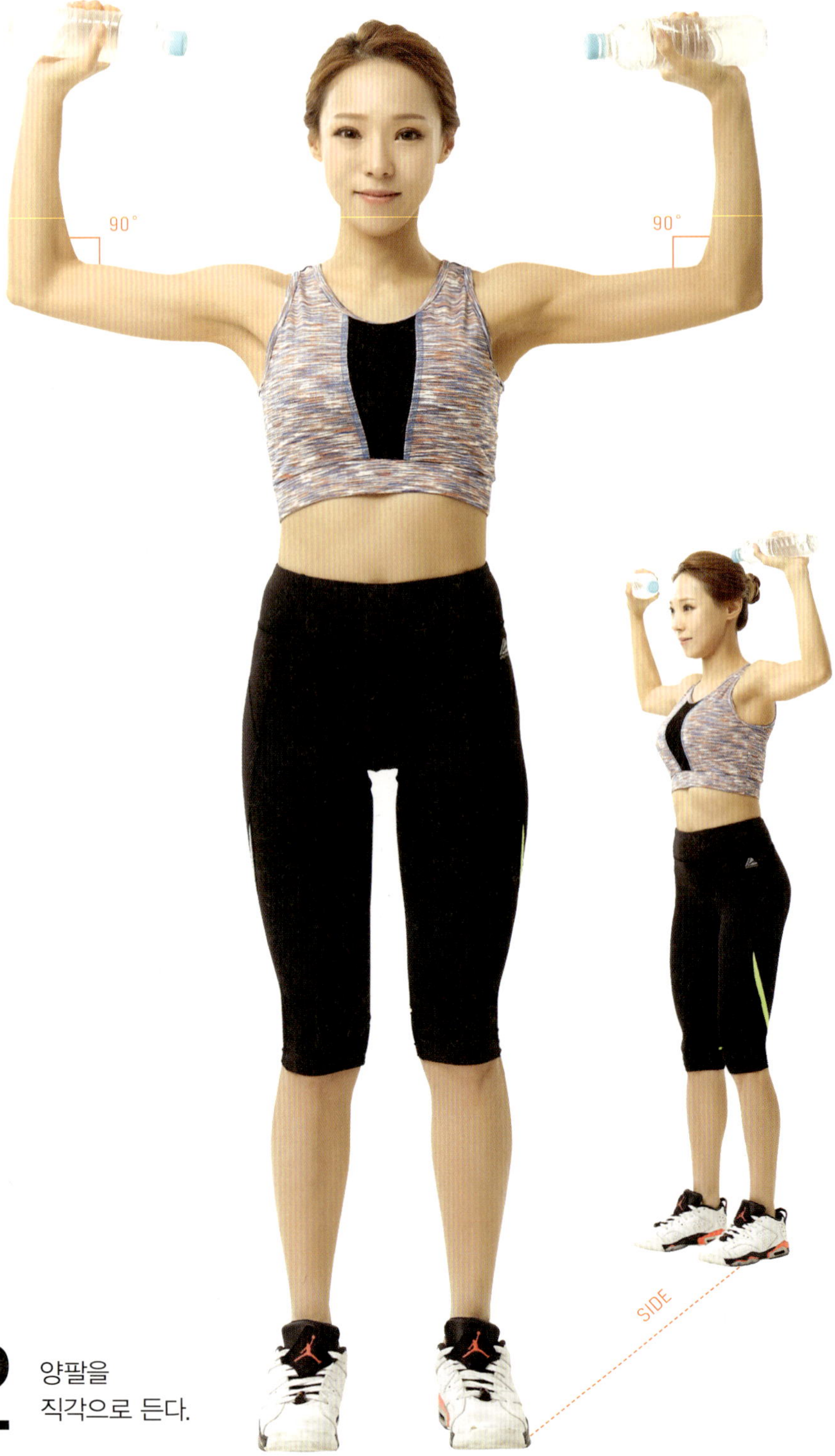

1 양손에 덤벨을 잡고 바르게 선다.

2 양팔을 직각으로 든다.

PLAN A

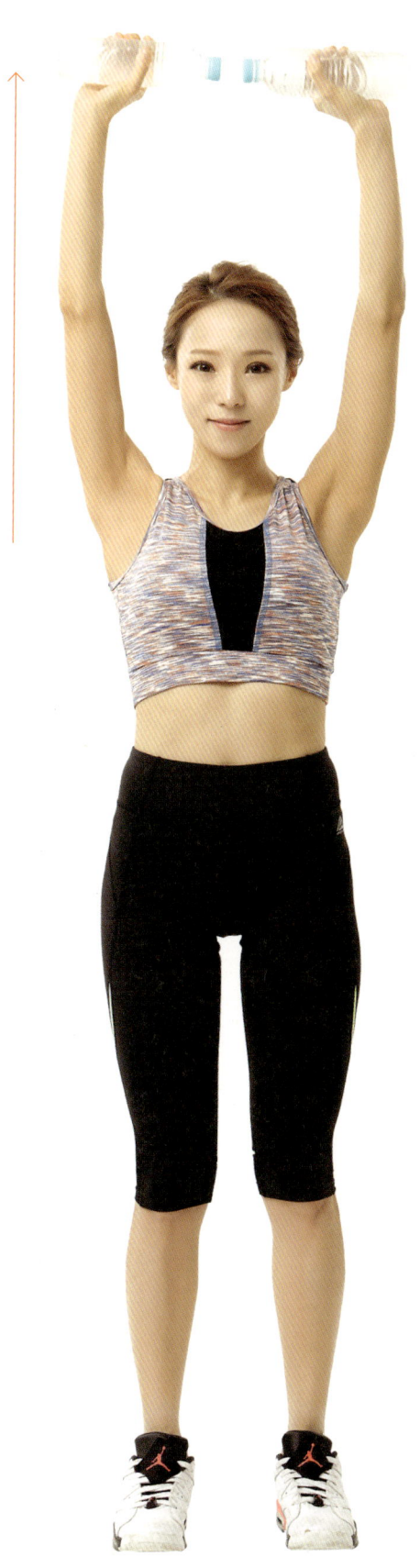

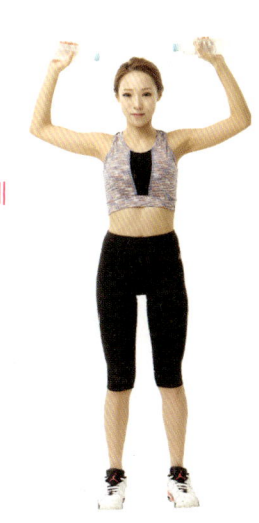

NG 팔이 안이나 바깥으로 쏠리지 않고 직각을 유지하게 팔과 어깨에 힘을 실어요.

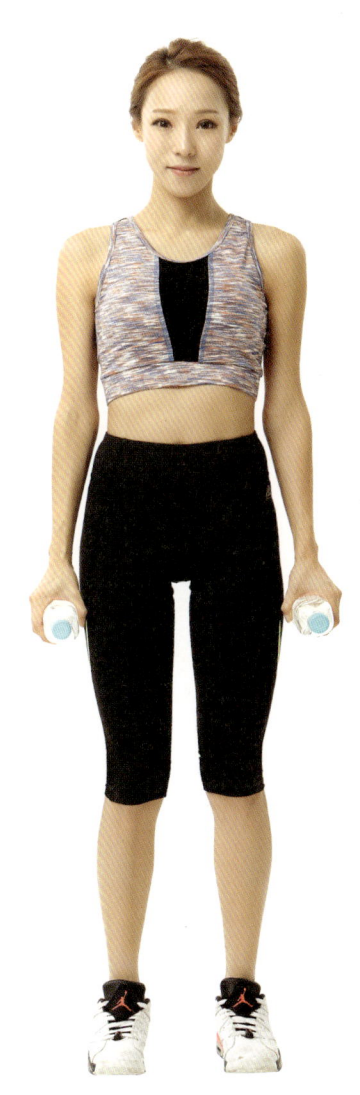

3 숨을 내쉬면서 팔꿈치가 펴질 때까지 덤벨을 올린다. 이때 팔꿈치는 몸 앞쪽에 위치시킨다.

4 숨을 들이마시면서 천천히 시작 자세로 돌아온다.

어깨 운동

2 DAY

어깨 프런트 레이즈

삼각근 전면과 쇄골을 자극해 일자 쇄골 라인을 만드는 데 효과적인 동작이에요.
손보다 팔꿈치가 먼저 올라간다고 생각하며 허리를 곧게 편 바른 자세로 실시하세요.

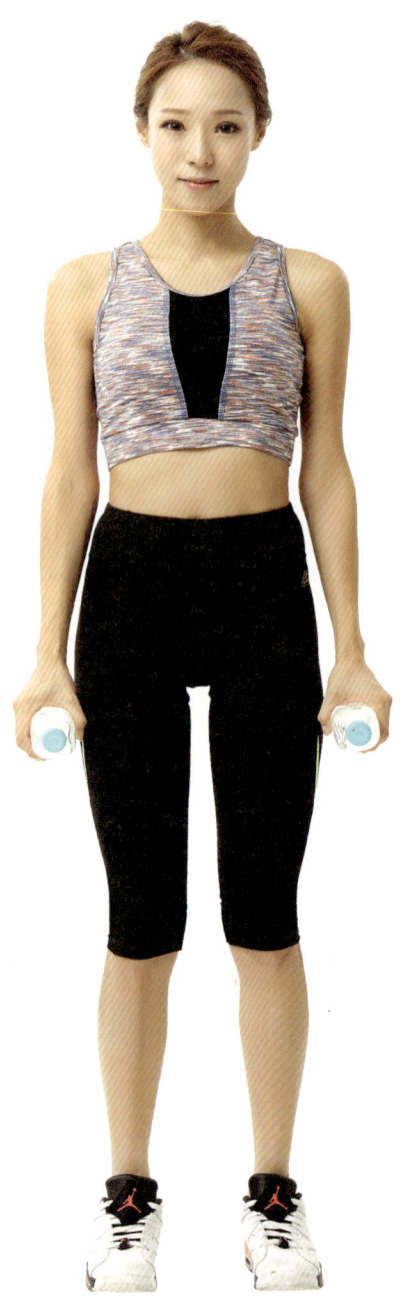

1. 양손에 덤벨을 잡고 바르게 선다.

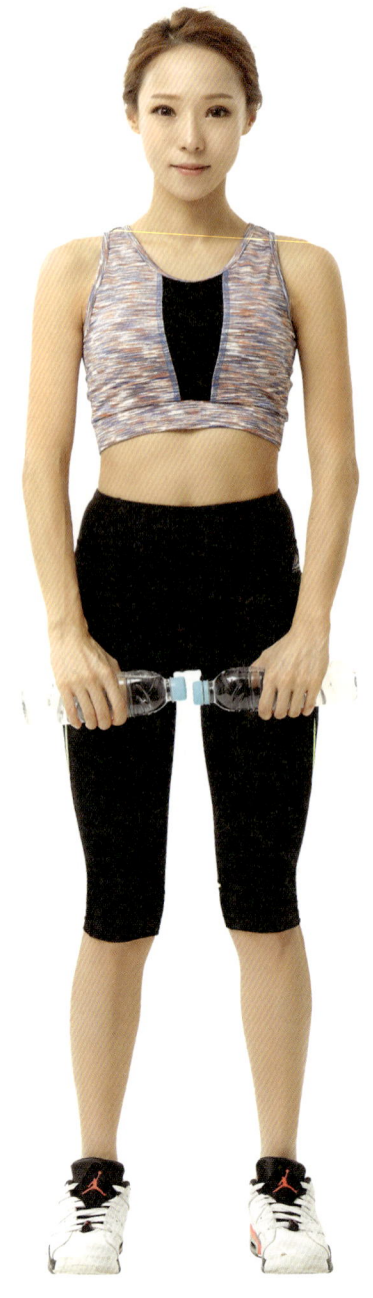

2. 팔꿈치를 살짝 구부려 덤벨을 앞으로 모은다.

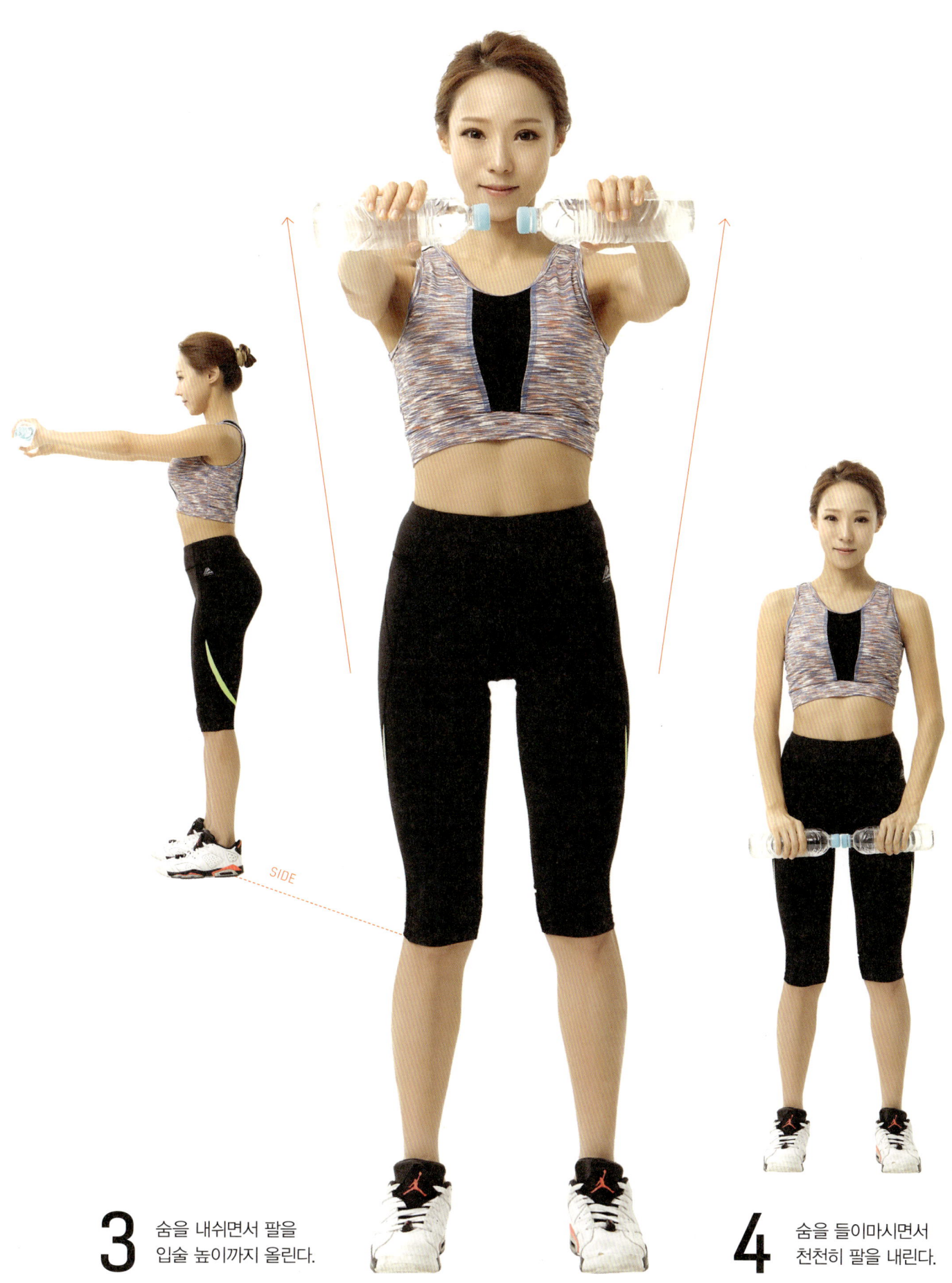

3 숨을 내쉬면서 팔을 입술 높이까지 올린다.

4 숨을 들이마시면서 천천히 팔을 내린다.

어깨 운동

3 DAY

팔 삼각 푸시업

삼두근은 물론 가슴 근육에도 자극을 줘 겨드랑이 안쪽 군살을 제거해요.
몸은 일직선을 유지하고 가슴, 목, 어깨에는 힘이 들어가지 않은 상태를 유지하는 게 포인트!

1 엎드려 무릎을 구부리고 양손을 삼각형 모양으로 모아 바닥을 짚는다.

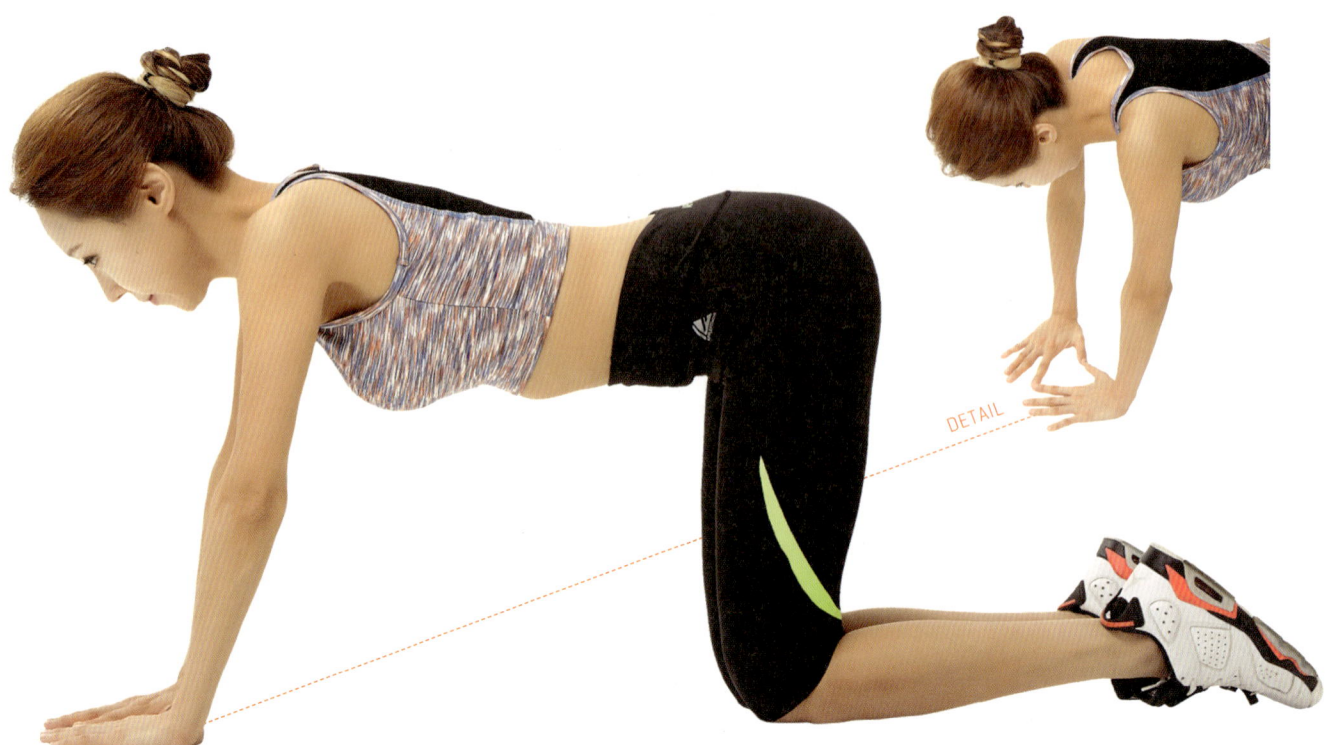

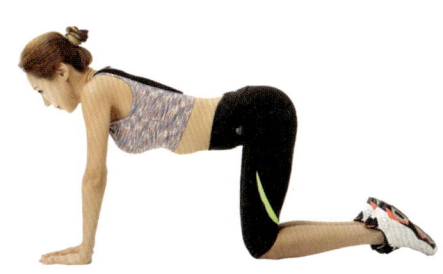

NG 허리가 너무 휘지 않게 자세를 유지해요.

2 숨을 들이마시면서 가슴이 바닥에 가까워질 정도로 팔꿈치를 구부린다.

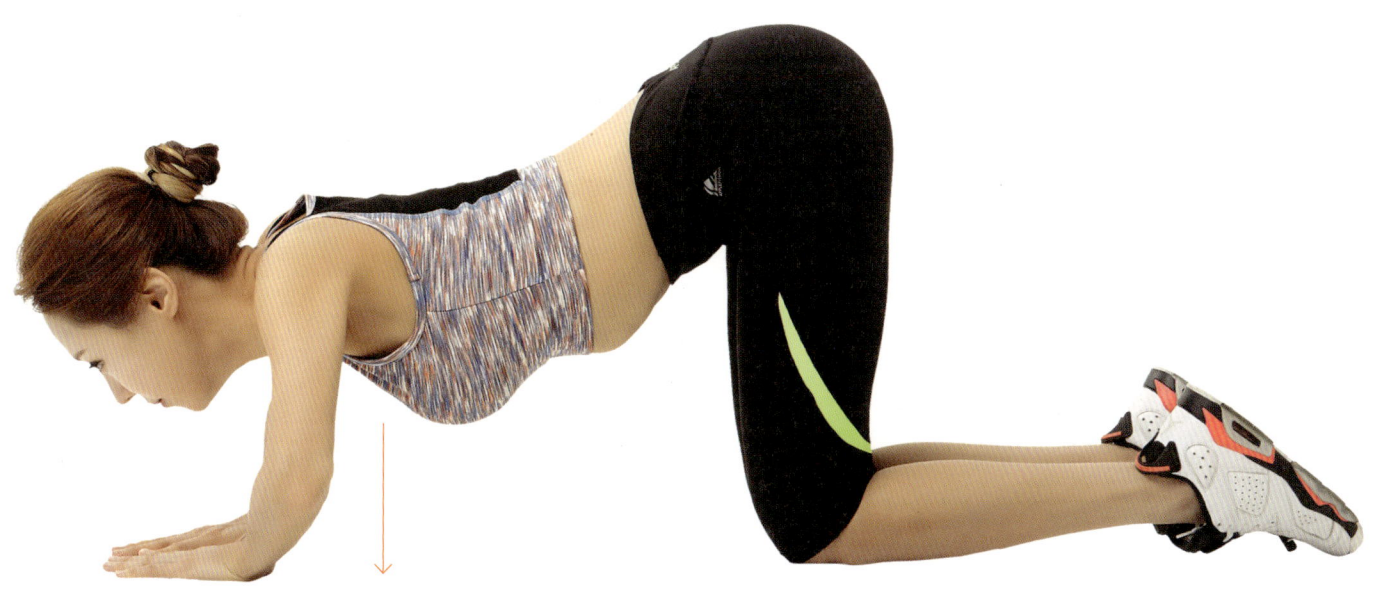

3 숨을 내쉬면서 팔꿈치를 펴 시작 자세로 돌아온다.

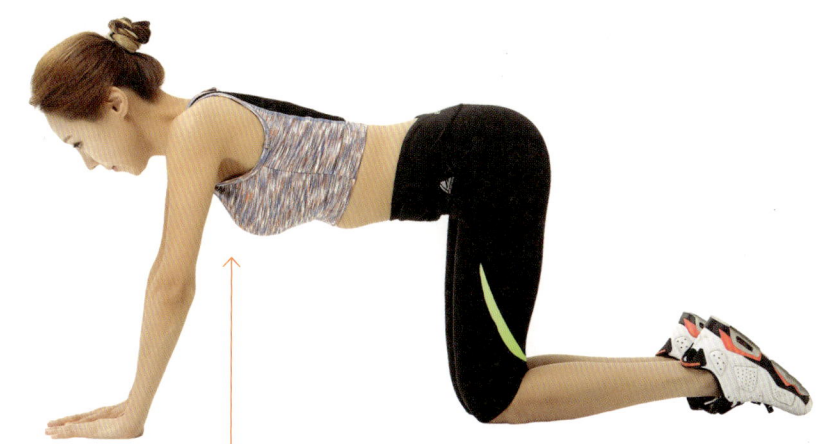

3 DAY

팔 덤벨 컬

덤벨을 들고 팔을 접었다 펴는 동작으로 팔 안쪽에 알통이 생기는 운동이에요.
겉근육(상완이두근)이 아닌 안쪽에 자리 잡은 속근육(상완근)을 자극하지요.
보기 좋게 매끄럽고 탄력 있는 팔 근육을 만들 수 있어요.

1 양손에 덤벨을 잡는다. 손바닥을 정면에 위치시키고 팔꿈치를 살짝 구부린 뒤 바르게 선다.

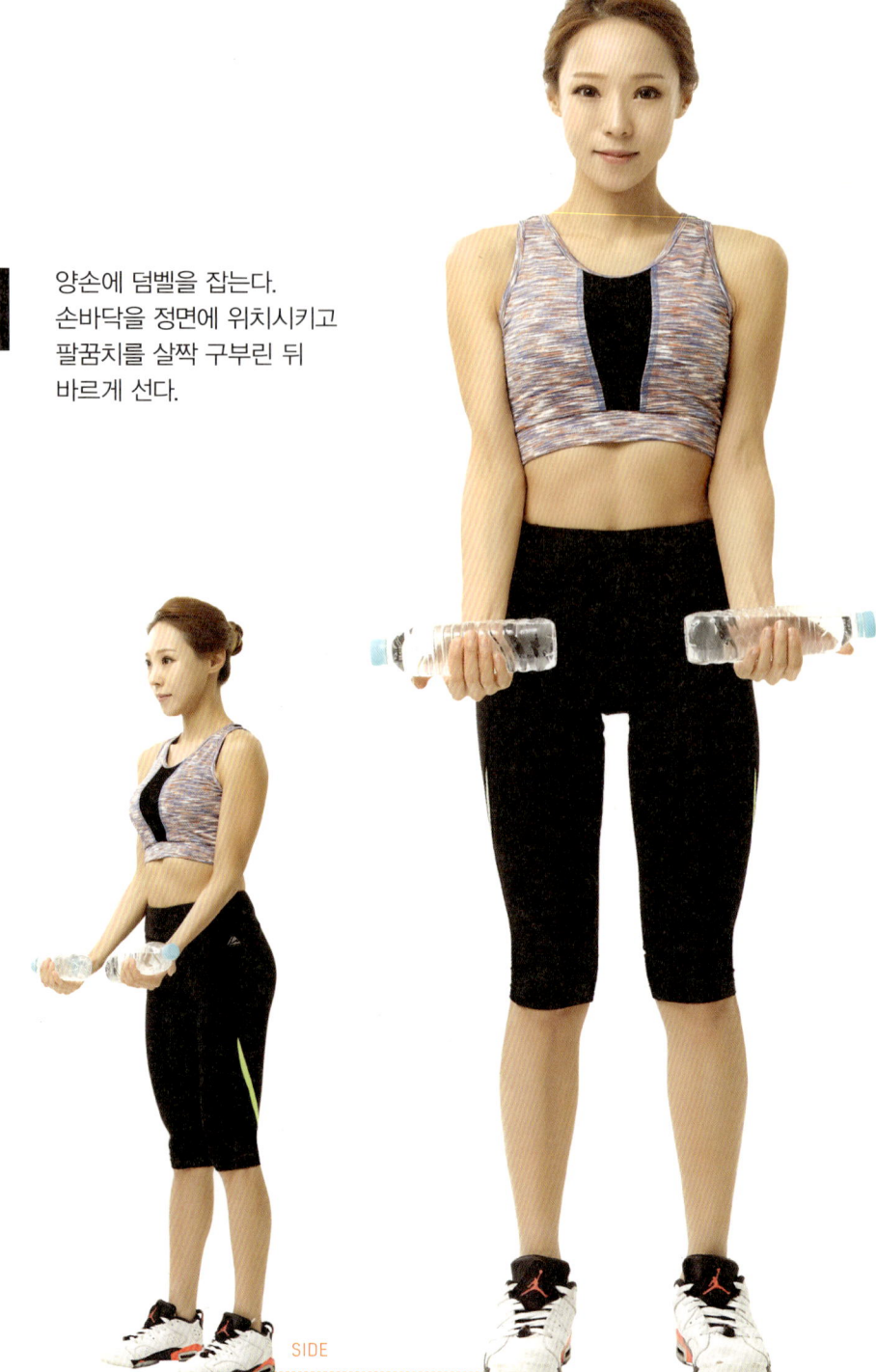

SIDE

36   PLAN A

2 숨을 내쉬면서
어깨높이까지 팔을 올린다.

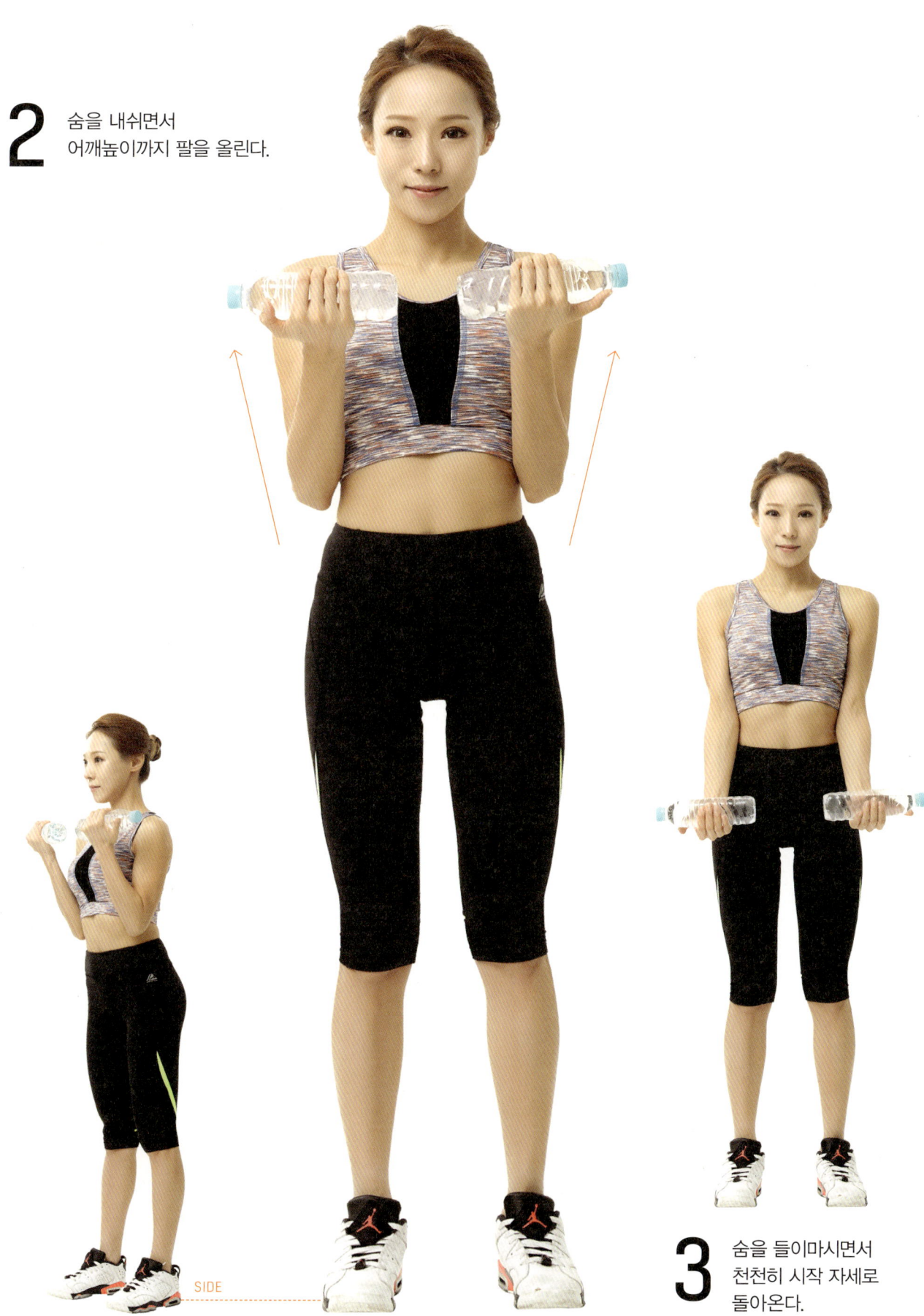

3 숨을 들이마시면서
천천히 시작 자세로
돌아온다.

4 DAY

등 덤벨 로

덤벨을 들고 상체를 숙인 뒤 팔을 뒤로 접었다 펴는 동작.
많은 여성들의 고민인 등살을 제거해 전체적인 라인을 슬림하고 탄탄하게 만들어줘요.

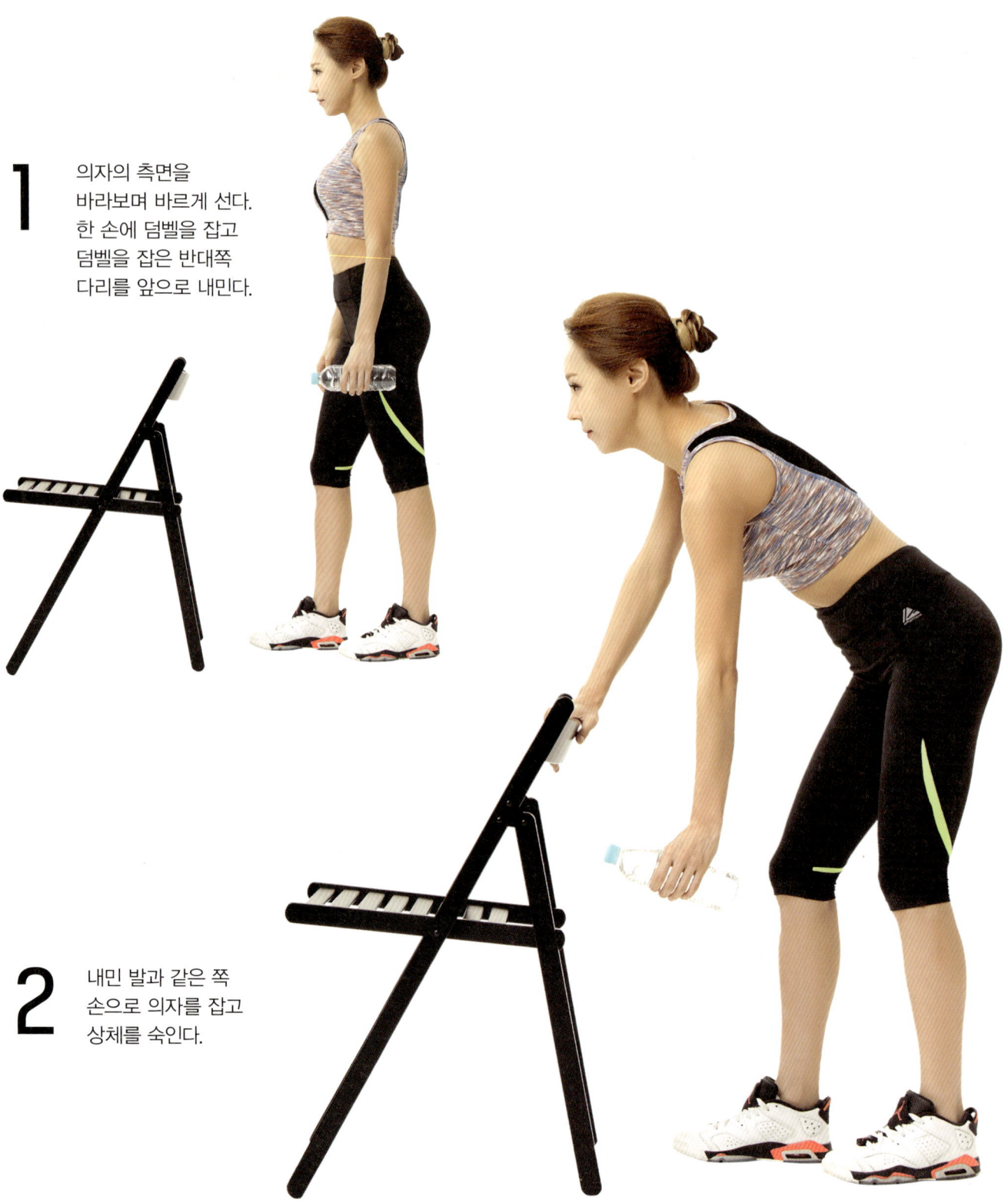

1 의자의 측면을 바라보며 바르게 선다. 한 손에 덤벨을 잡고 덤벨을 잡은 반대쪽 다리를 앞으로 내민다.

2 내민 발과 같은 쪽 손으로 의자를 잡고 상체를 숙인다.

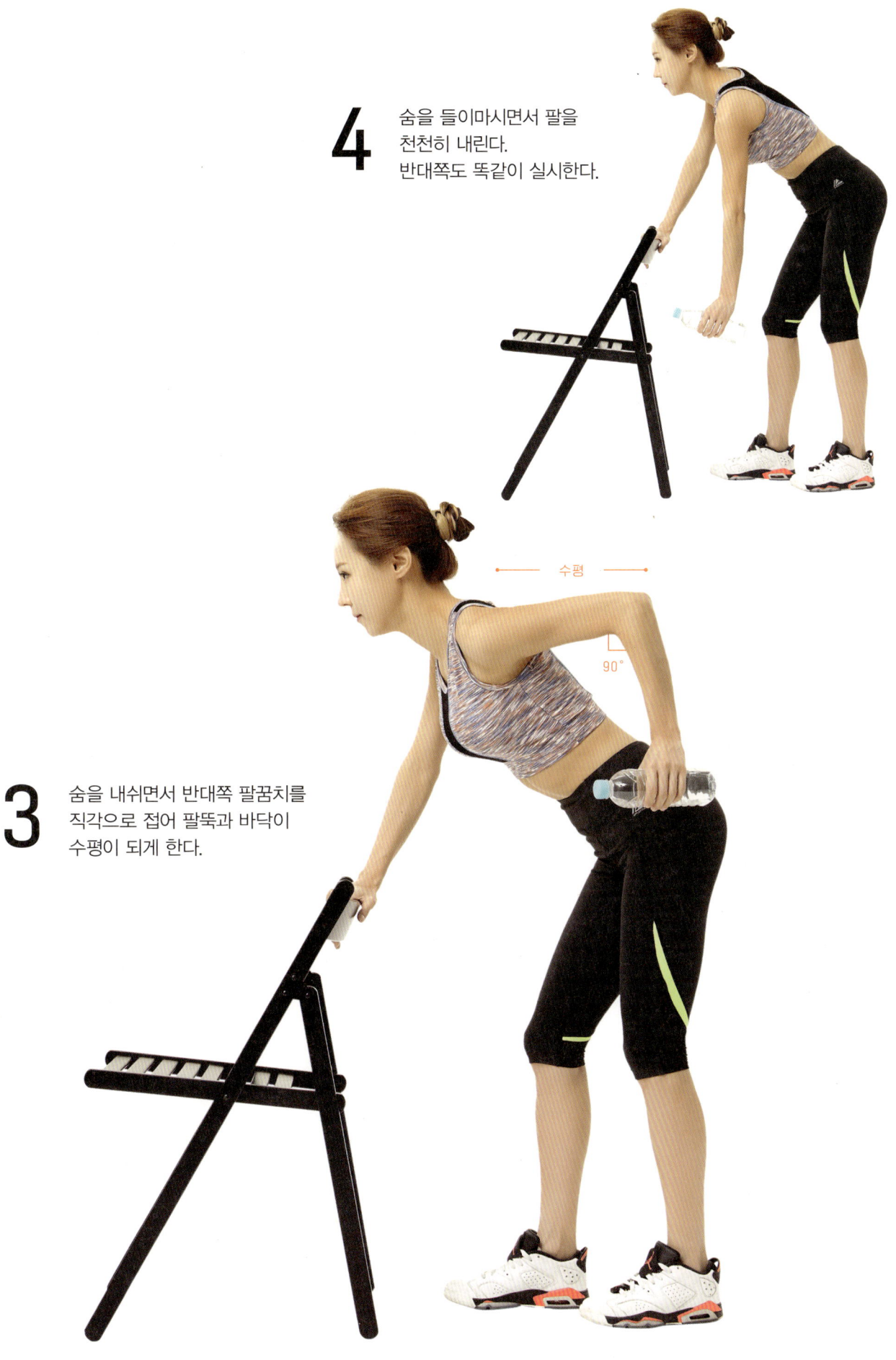

4 숨을 들이마시면서 팔을 천천히 내린다. 반대쪽도 똑같이 실시한다.

3 숨을 내쉬면서 반대쪽 팔꿈치를 직각으로 접어 팔뚝과 바닥이 수평이 되게 한다.

4 DAY

등 두 손 올려 로

팔을 구부렸다 펴며 등 근육을 자극하고 겨드랑이 뒤쪽 군살을 빼줘요.
동작이 익숙해져서 자극을 느끼지 못하면 덤벨의 무게나 세트 수를 늘려서 실시해요.

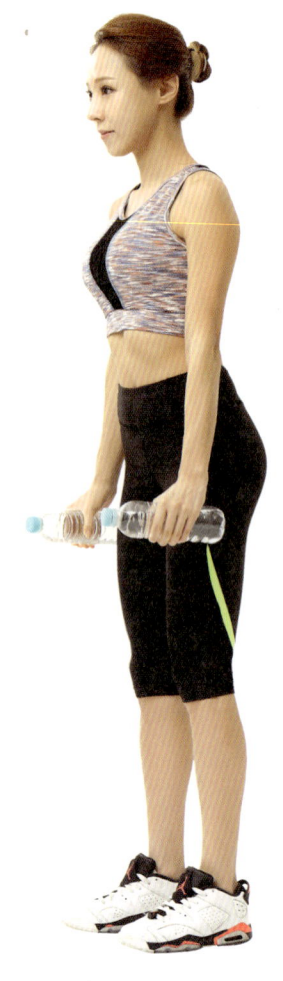

1 양손에 덤벨을 잡고 다리를 어깨너비로 벌리고 선다.

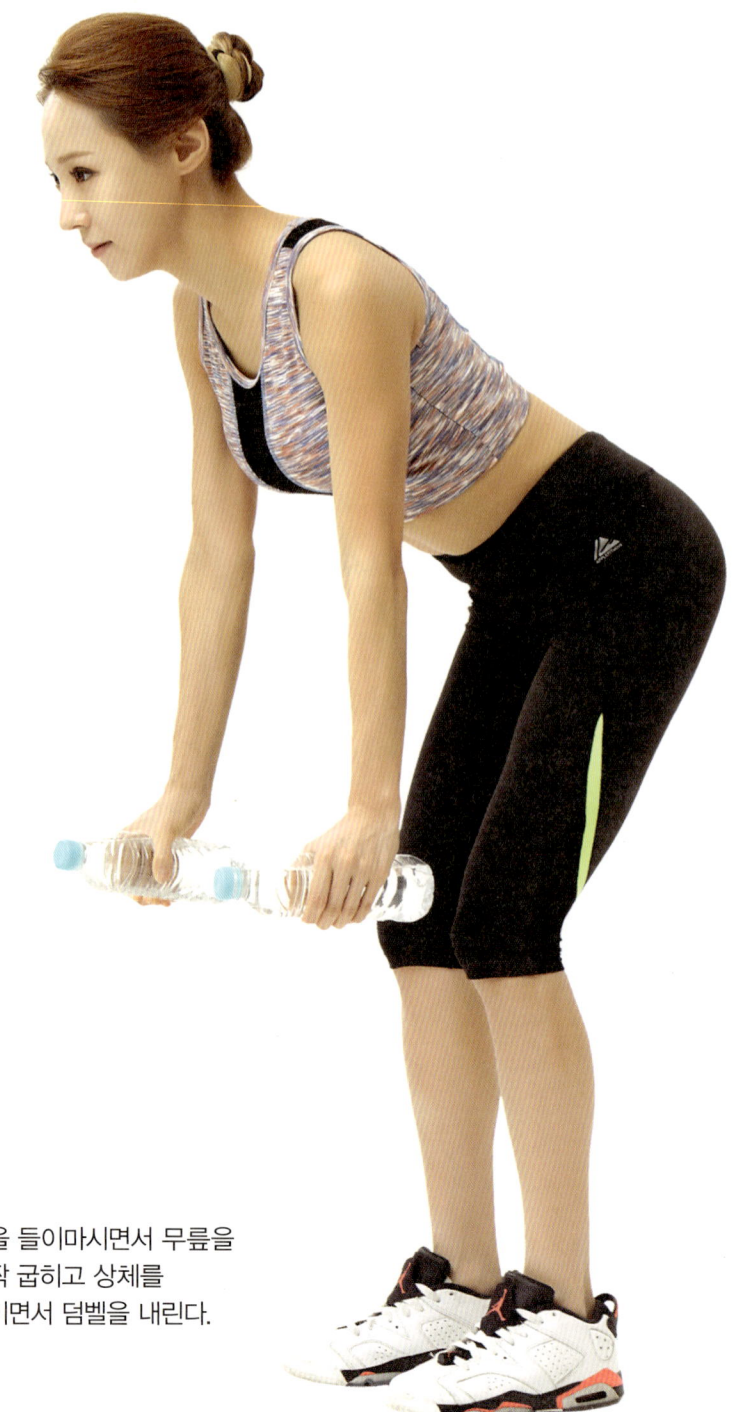

2 숨을 들이마시면서 무릎을 살짝 굽히고 상체를 숙이면서 덤벨을 내린다.

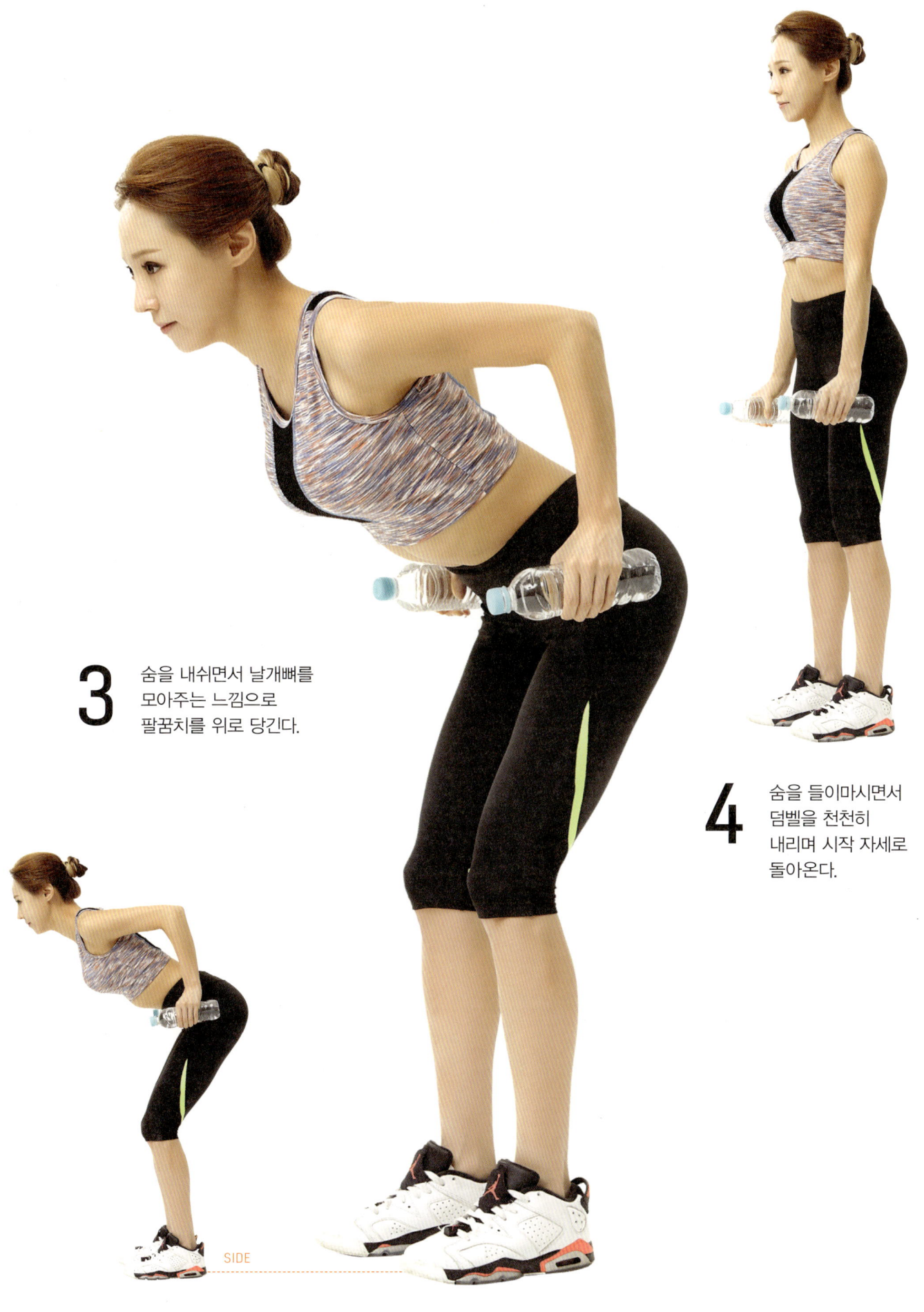

3 숨을 내쉬면서 날개뼈를 모아주는 느낌으로 팔꿈치를 위로 당긴다.

4 숨을 들이마시면서 덤벨을 천천히 내리며 시작 자세로 돌아온다.

5 DAY 가슴 니 푸시업(기본 넓이)

니 푸시업은 무릎을 바닥에 대고 푸시업을 하는 동작으로
근력이 부족한 여성도 쉽게 따라 할 수 있어요.
가슴에 전반적인 자극을 주고 대흉근을 발달시켜 가슴에 볼륨감이 생겨요.

1 엎드려 무릎을 구부리고
양팔을 어깨너비로 벌려 바닥을 짚는다.

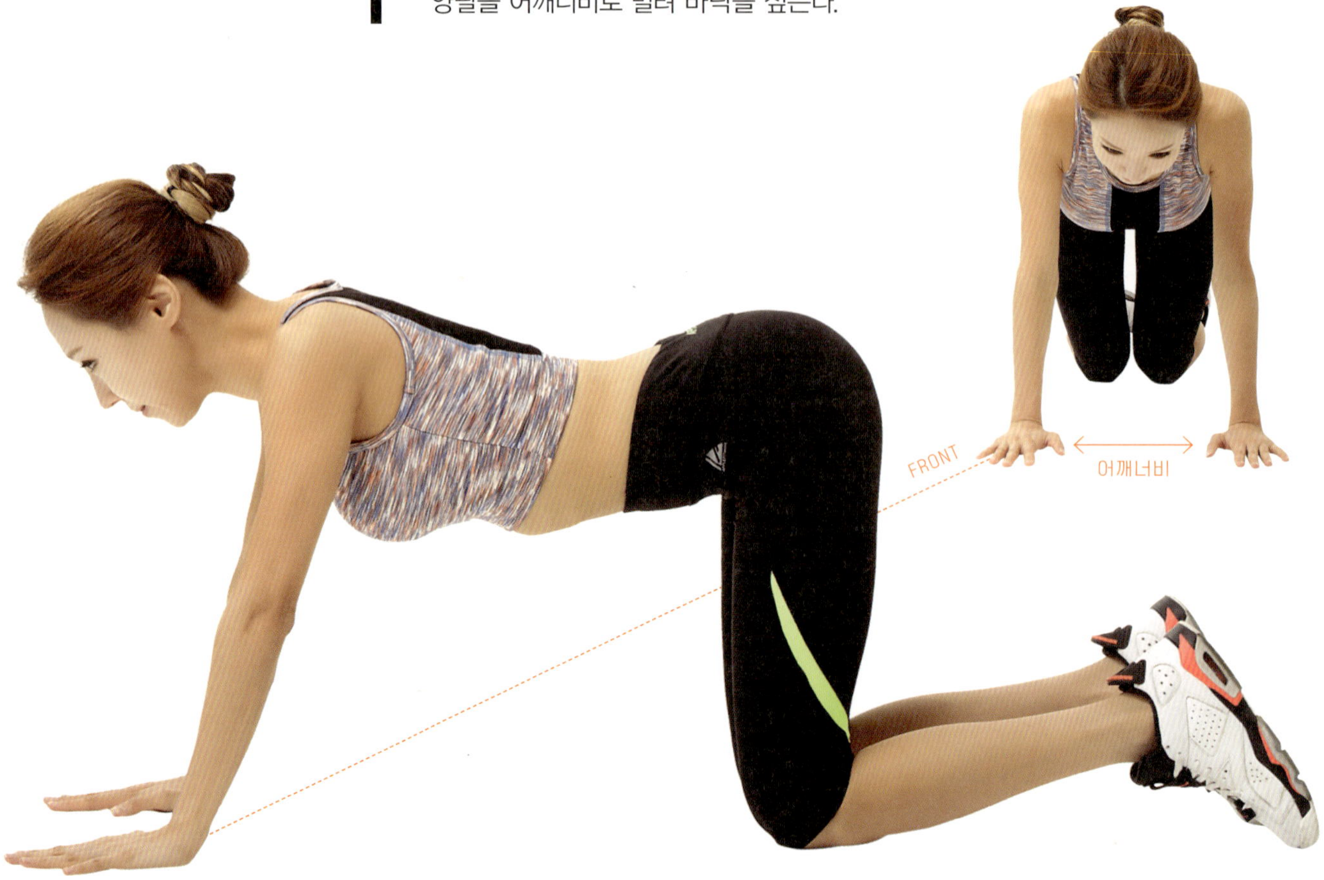

2 숨을 들이마시면서 가슴이 바닥에 가까워질 정도로 팔꿈치를 구부린다.

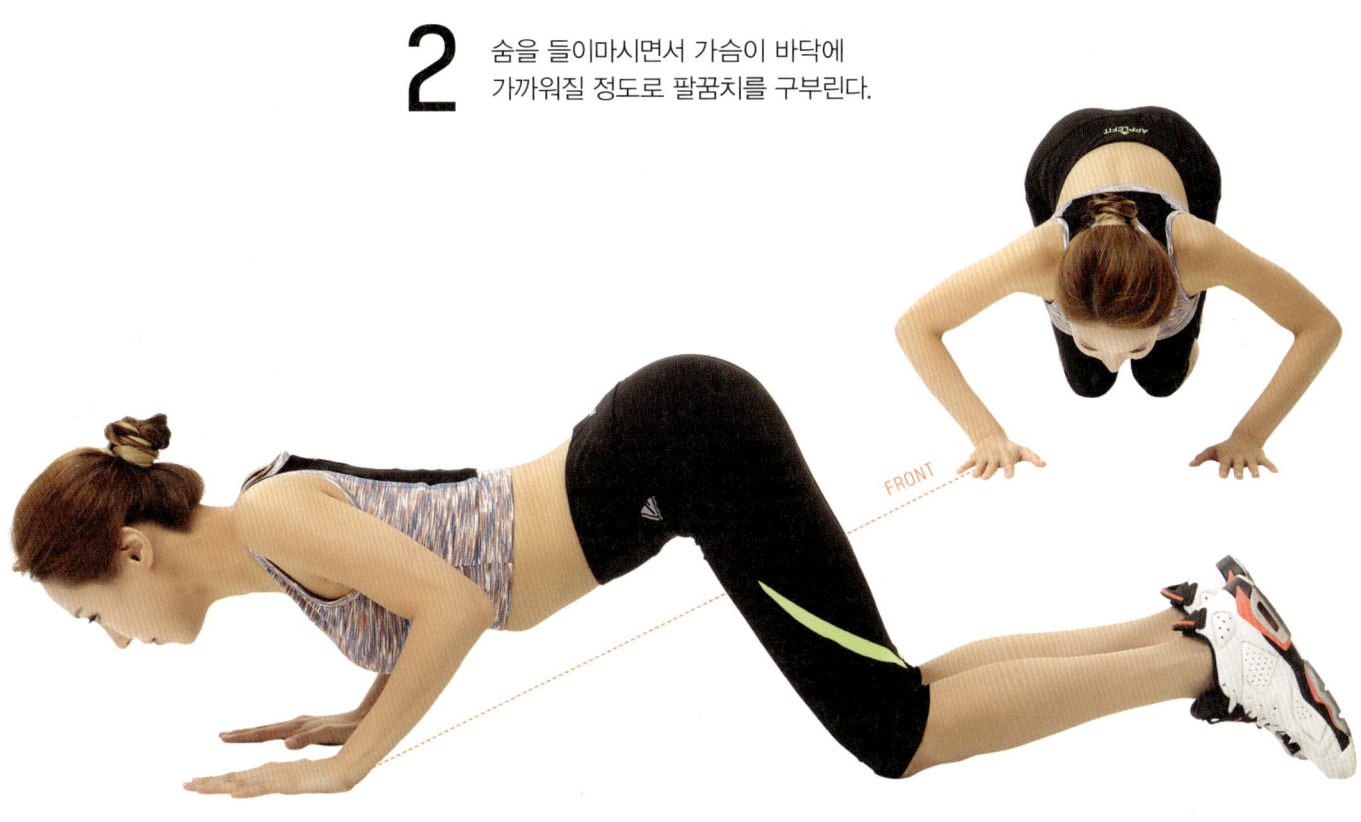

3 숨을 내쉬면서 팔꿈치를 펴 시작 자세로 돌아온다.

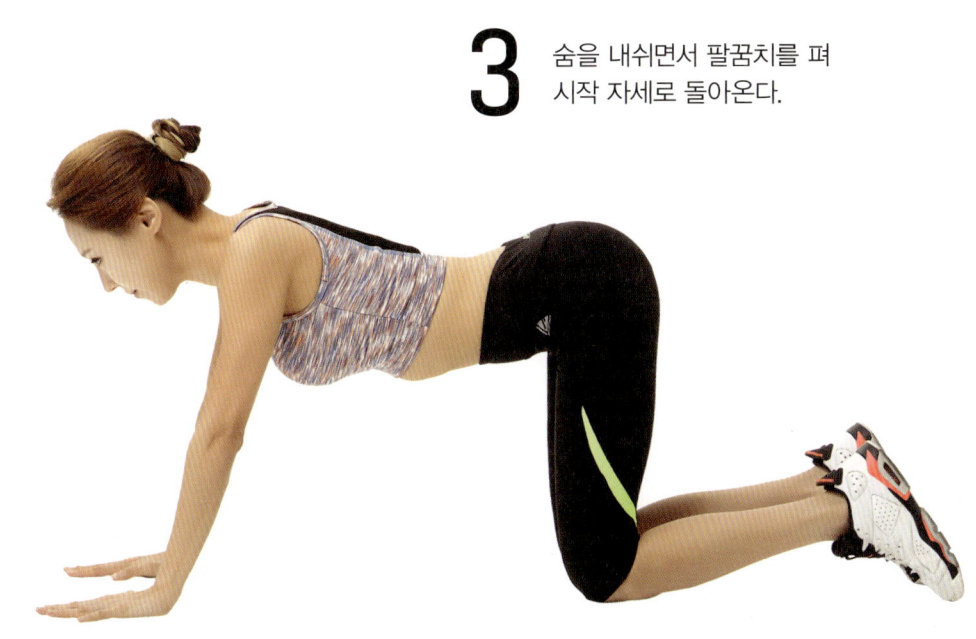

5 DAY

가슴 내로 푸시업

푸시업은 손을 짚는 위치와 각도에 따라 다양한 부위에 자극을 줄 수 있어요.
손을 최대한 안쪽으로 모아주면 가슴 안쪽과 삼두근 발달에 효과적이에요.

1 엎드려 무릎을 구부리고 양팔을 어깨너비보다 좁게 벌려 바닥을 짚는다.

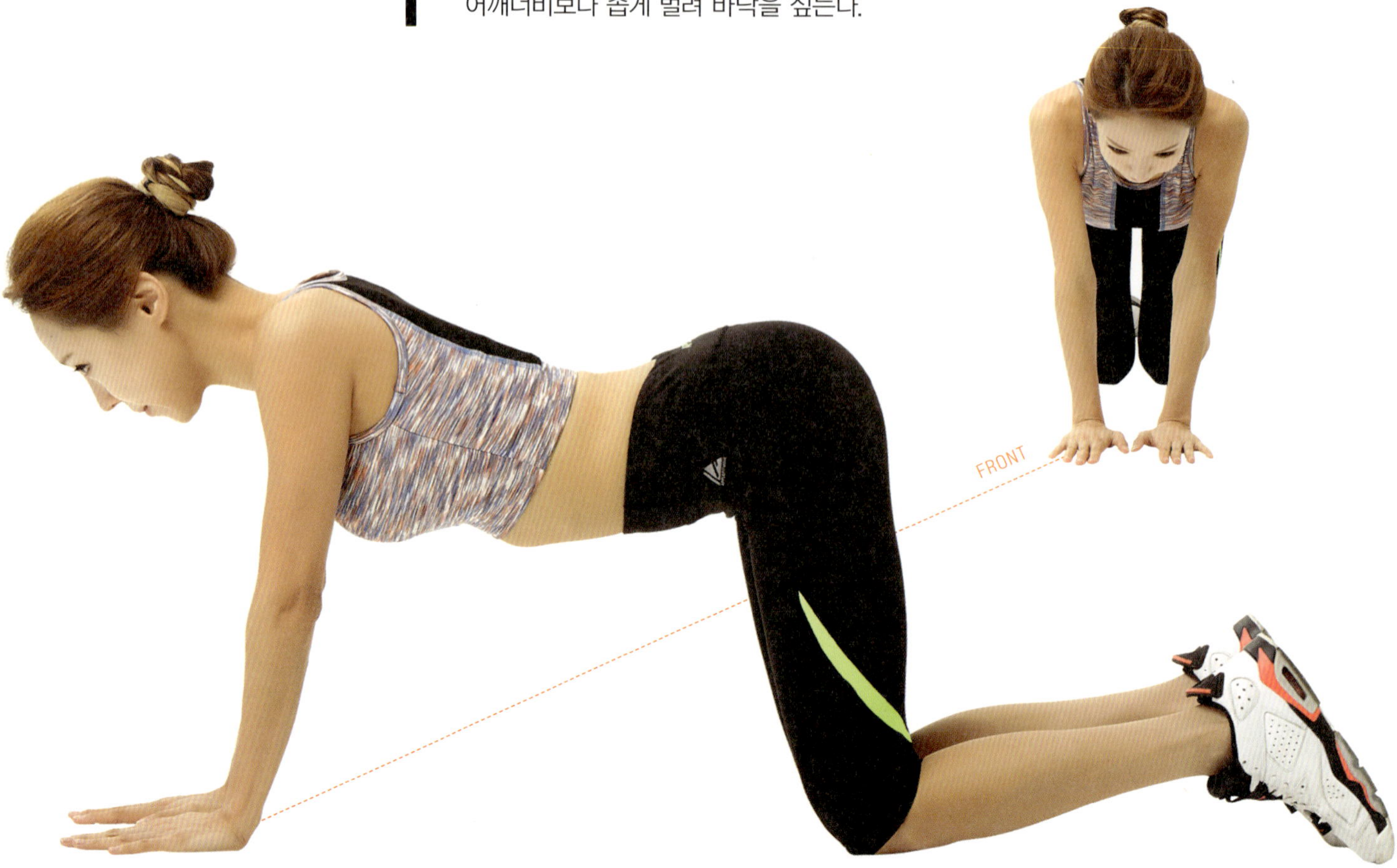

FRONT

2 숨을 들이마시면서 가슴이 바닥에 가까워질 정도로 팔꿈치를 구부린다.

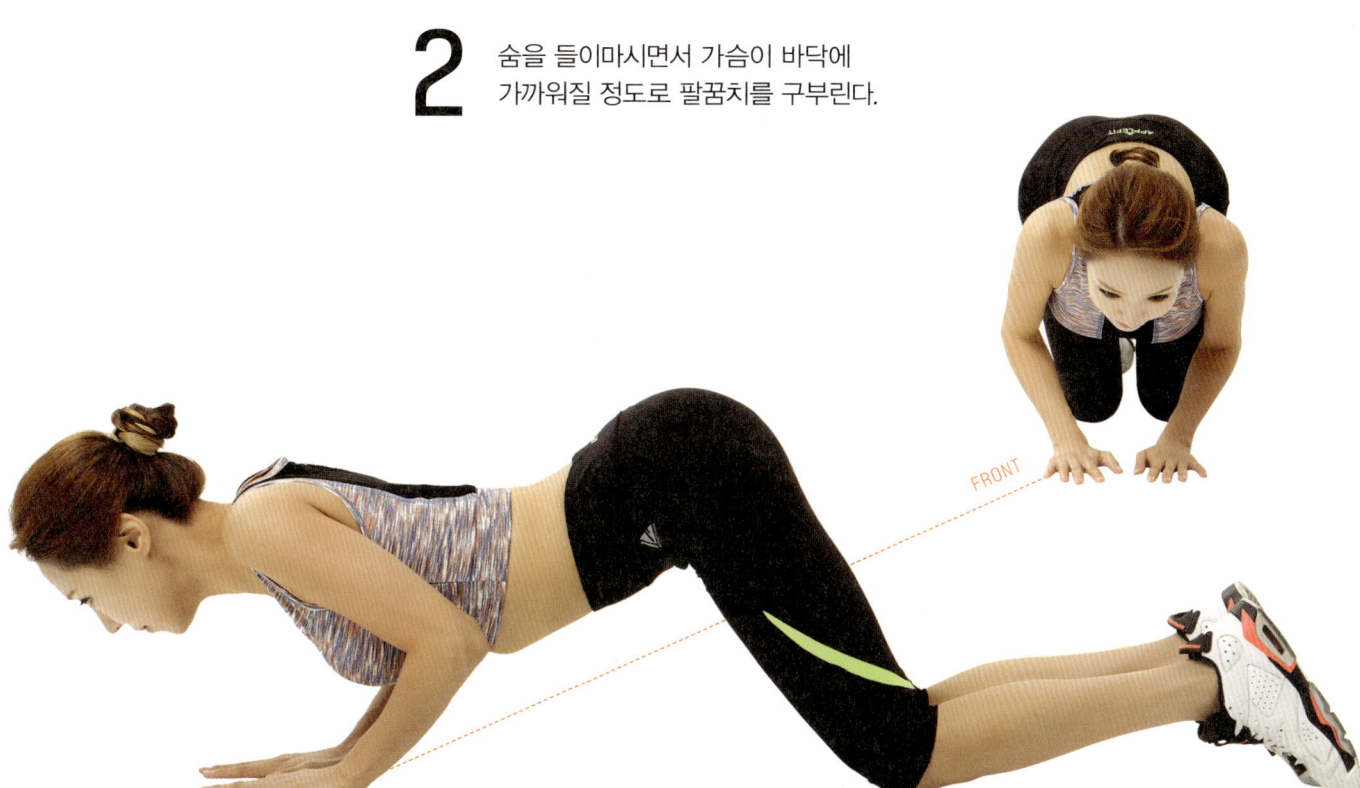

3 숨을 내쉬면서 팔꿈치를 펴 시작 자세로 돌아온다.

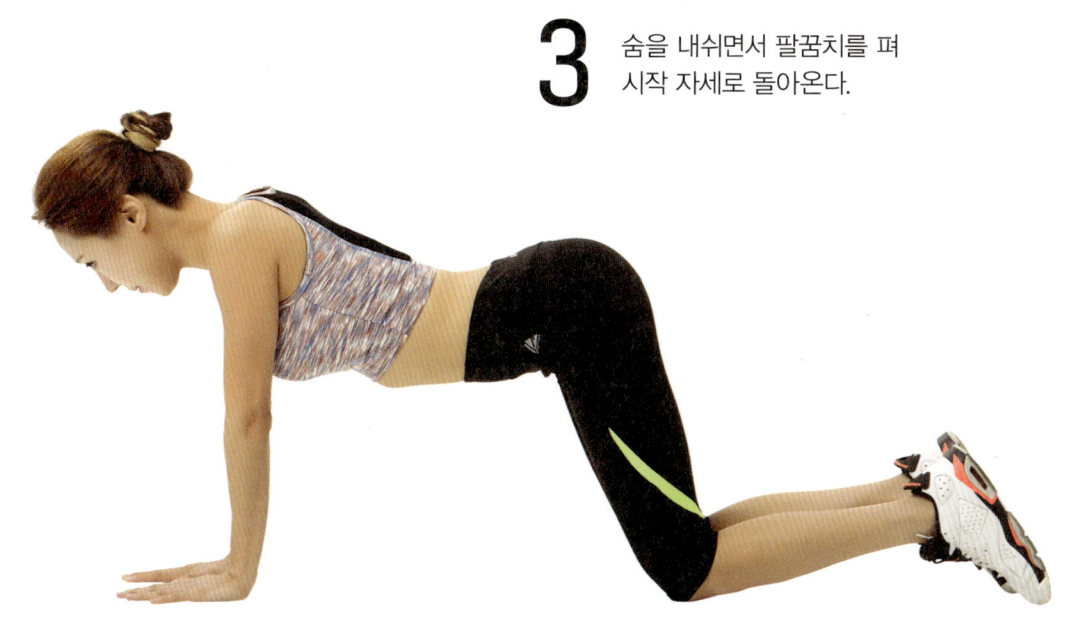

5 DAY

가슴 와이드 푸시업

바닥을 짚는 위치를 어깨너비보다 넓게 하는 푸시업으로 기본 푸시업보다 가슴에 강한 자극이 가요.
가슴 근육 전체를 넓고 크게 만드는 대표적인 운동이에요.

1 엎드려 무릎을 구부리고 양팔을 어깨너비의 두 배로 벌려 바닥을 짚는다.

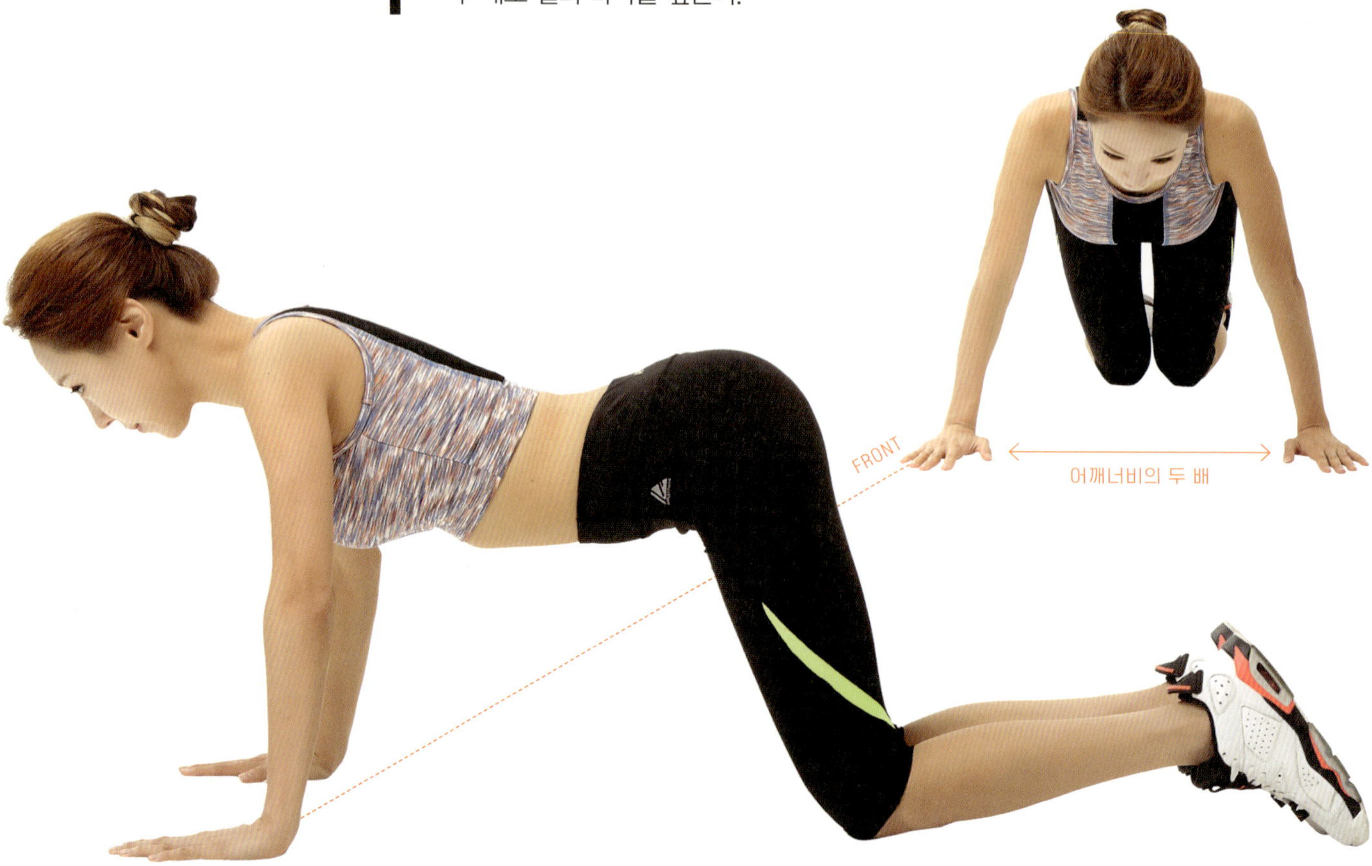

FRONT ← 어깨너비의 두 배 →

PLAN A

2 숨을 들이마시면서 가슴이 바닥에
가까워질 정도로 팔꿈치를 구부린다.

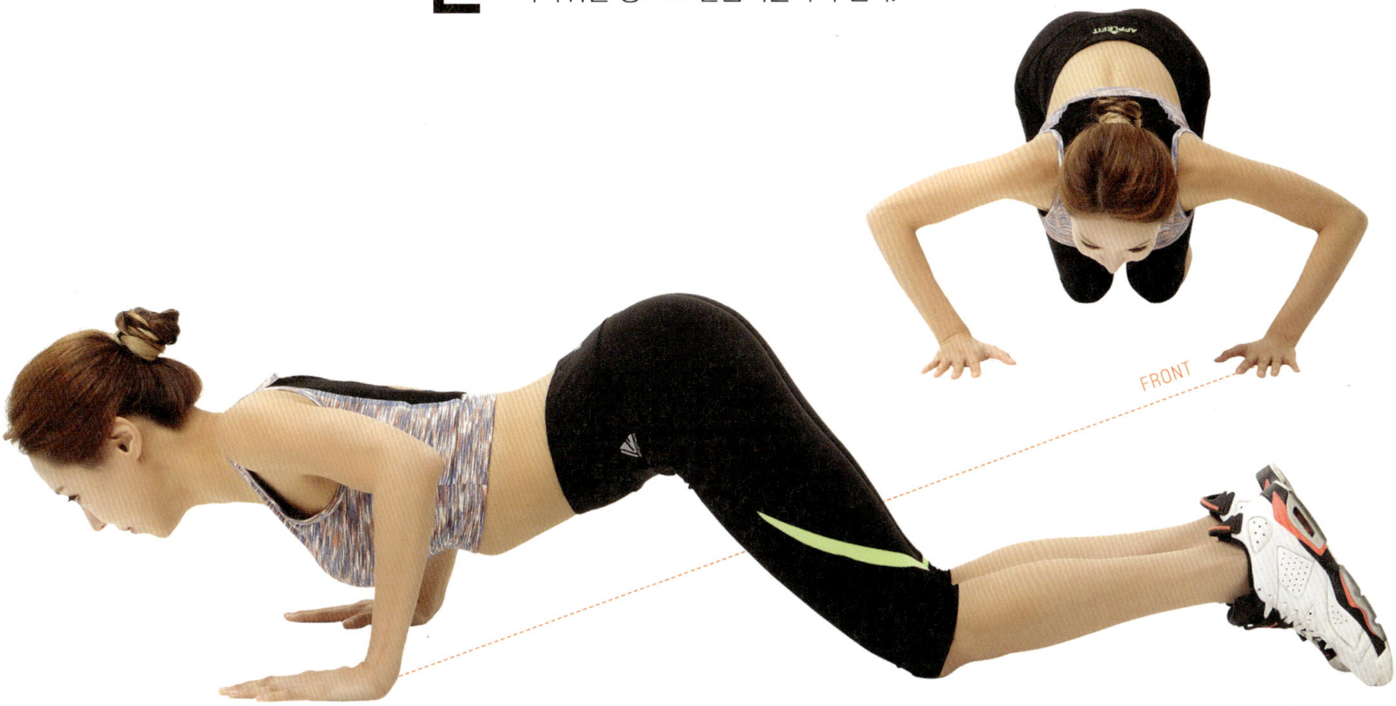

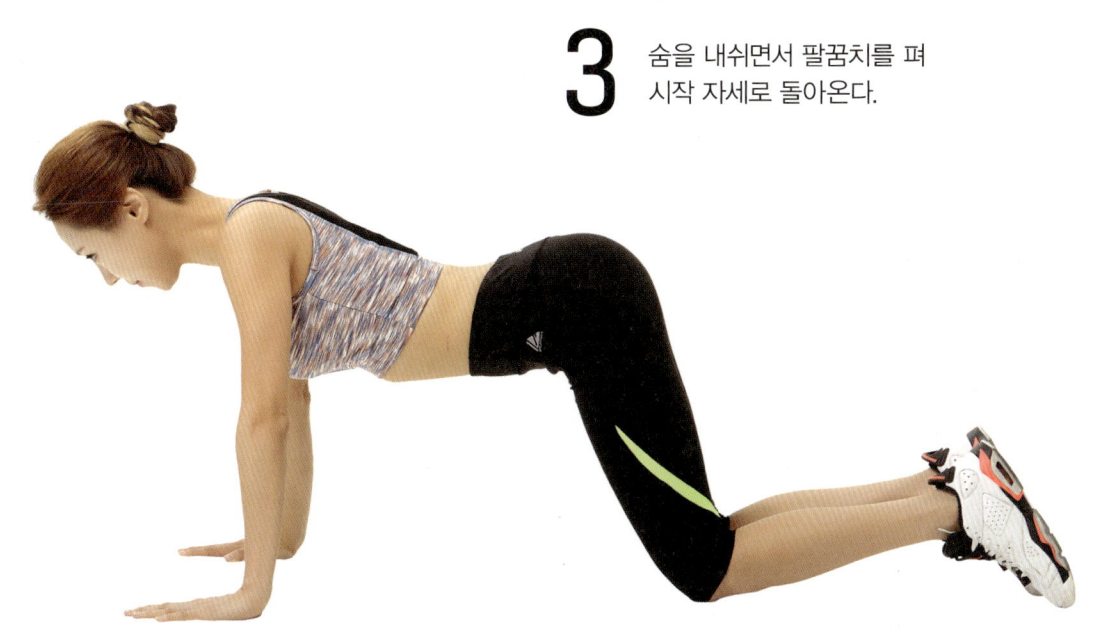

FRONT

3 숨을 내쉬면서 팔꿈치를 펴
시작 자세로 돌아온다.

5 DAY 가슴 덤벨 프레스

가슴 앞으로 덤벨을 밀어 대흉근을 키워주고 삼각근과 상완삼두근을 함께 단련시켜요.
가슴 근육을 모아서 밀어주기 때문에 가슴에 탄력이 생기고 겨드랑이 군살을 제거할 수 있어요.

1 양손에 덤벨을 잡고 벤치에 누워 무릎을 세운다.

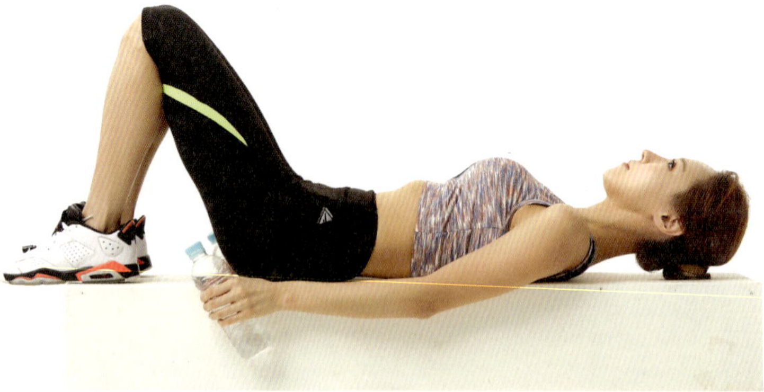

2 양팔을 가슴 앞에 수직으로 든다.

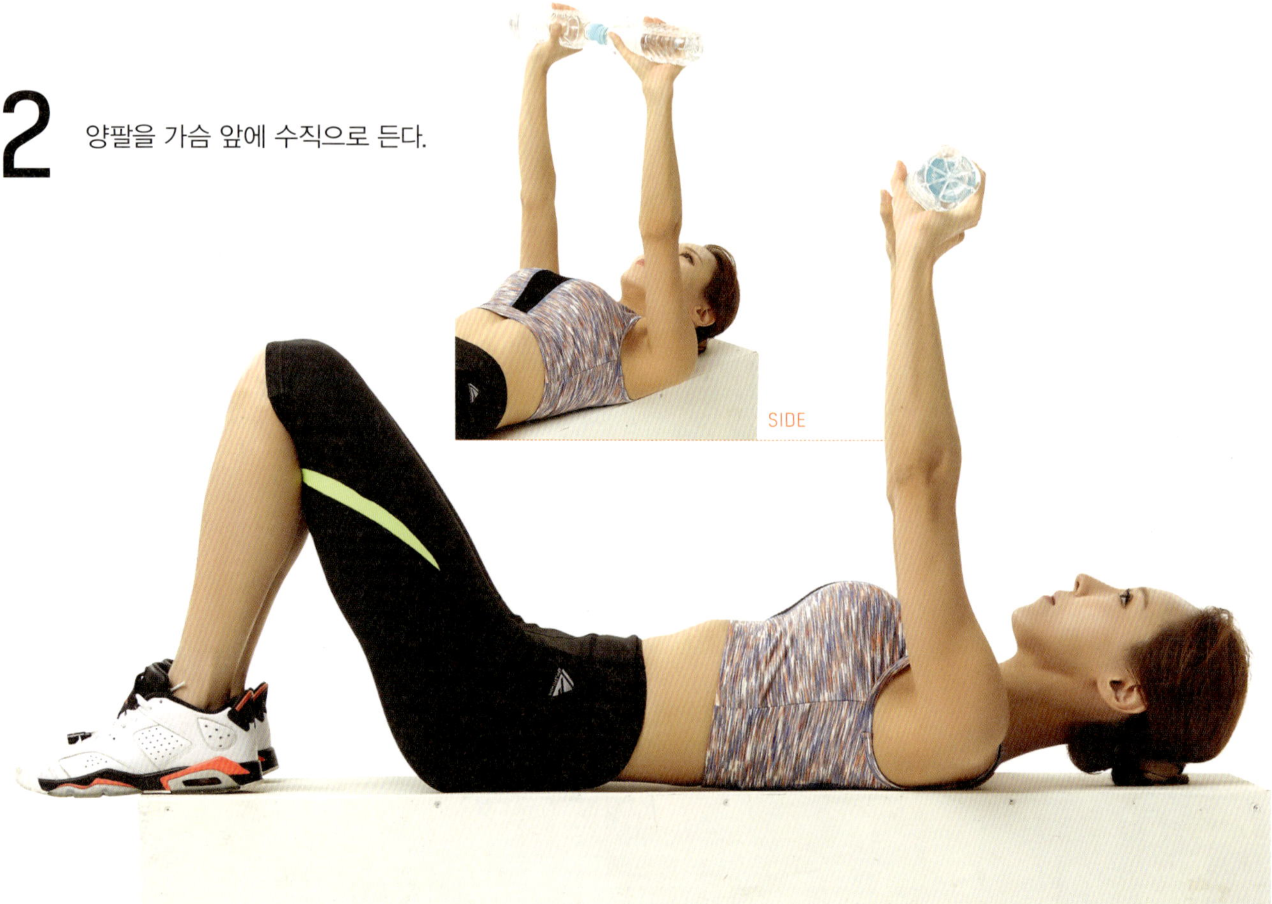

SIDE

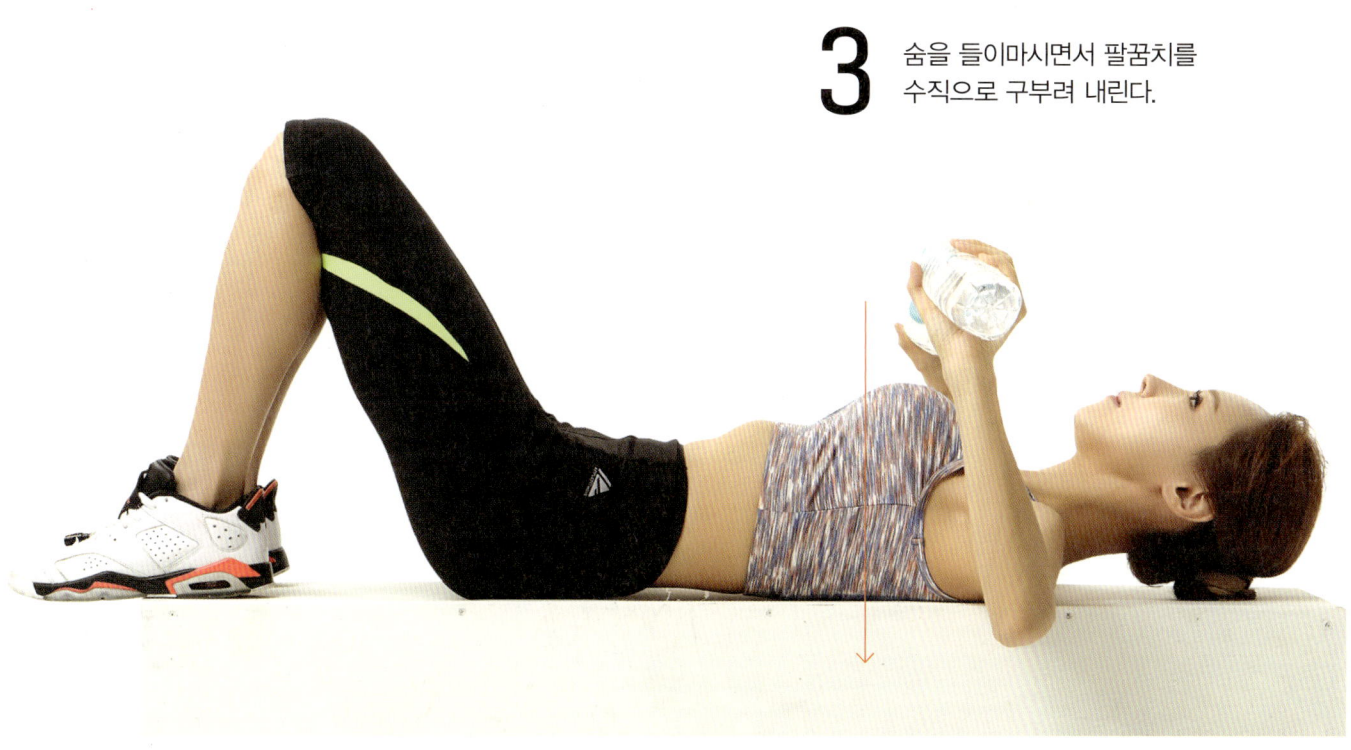

3 숨을 들이마시면서 팔꿈치를 수직으로 구부려 내린다.

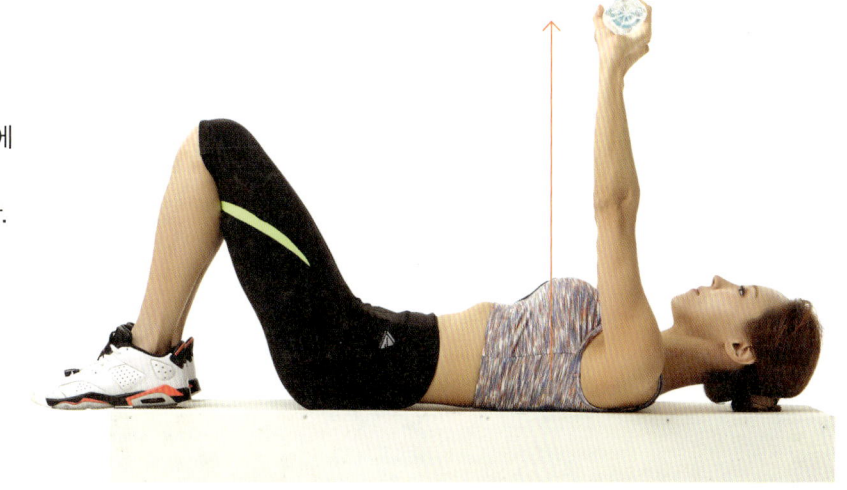

4 숨을 내쉬면서 겨드랑이에 힘을 주고 팔꿈치를 가슴 앞에 수직으로 든다.

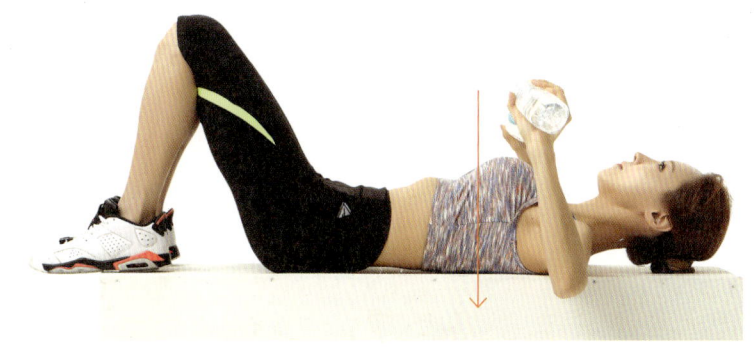

5 숨을 들이마시면서 천천히 팔꿈치를 구부린다.

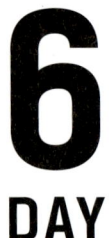

힙 익스텐션

DAY 6

척추기립근을 받치는 대둔근을 강화하고 볼륨 있는 엉덩이 라인을 가꿔주는 동작이에요.
다리를 위로 높이 올릴수록 자극이 커져요. 다리를 뻗을 때 허리가 너무 꺾이지 않게 주의해요.

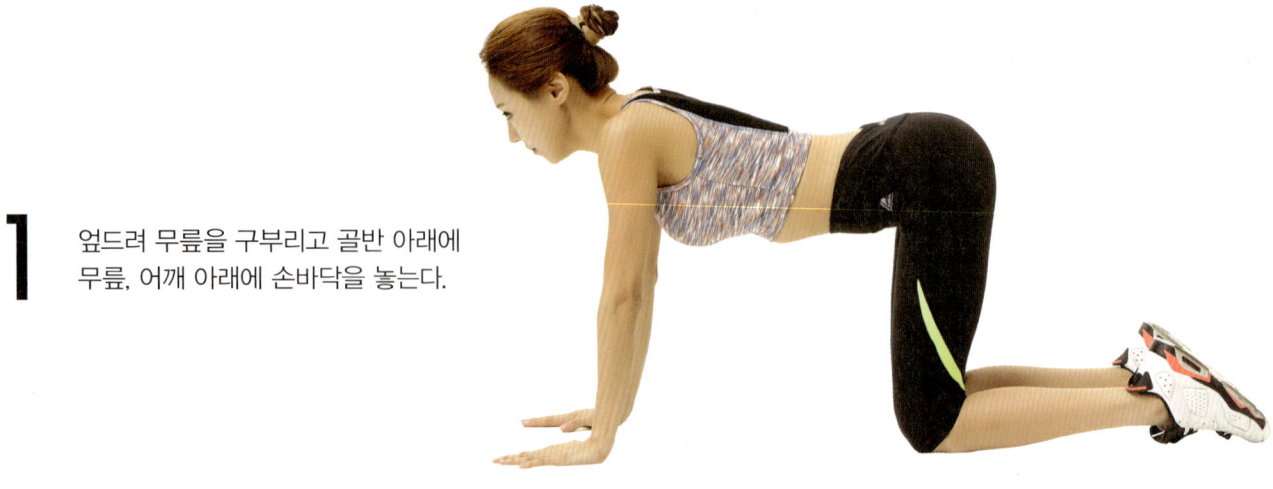

1 엎드려 무릎을 구부리고 골반 아래에 무릎, 어깨 아래에 손바닥을 놓는다.

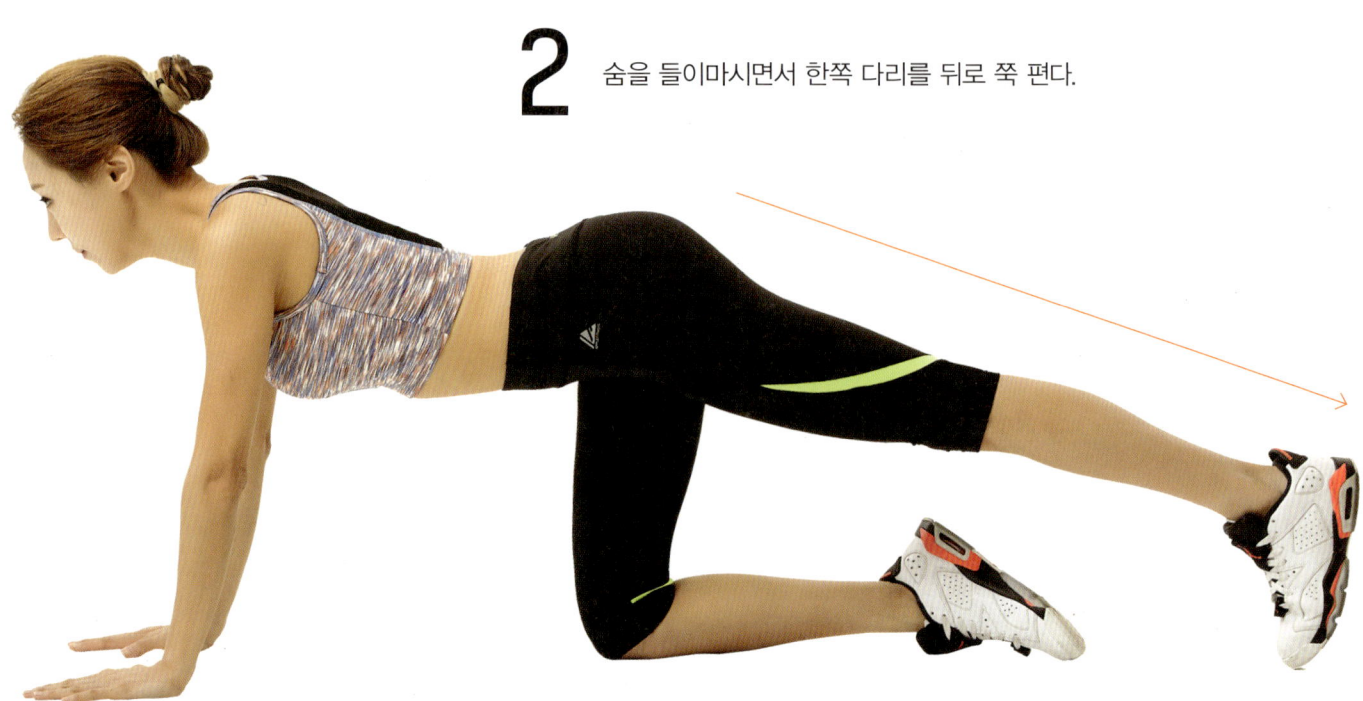

2 숨을 들이마시면서 한쪽 다리를 뒤로 쭉 편다.

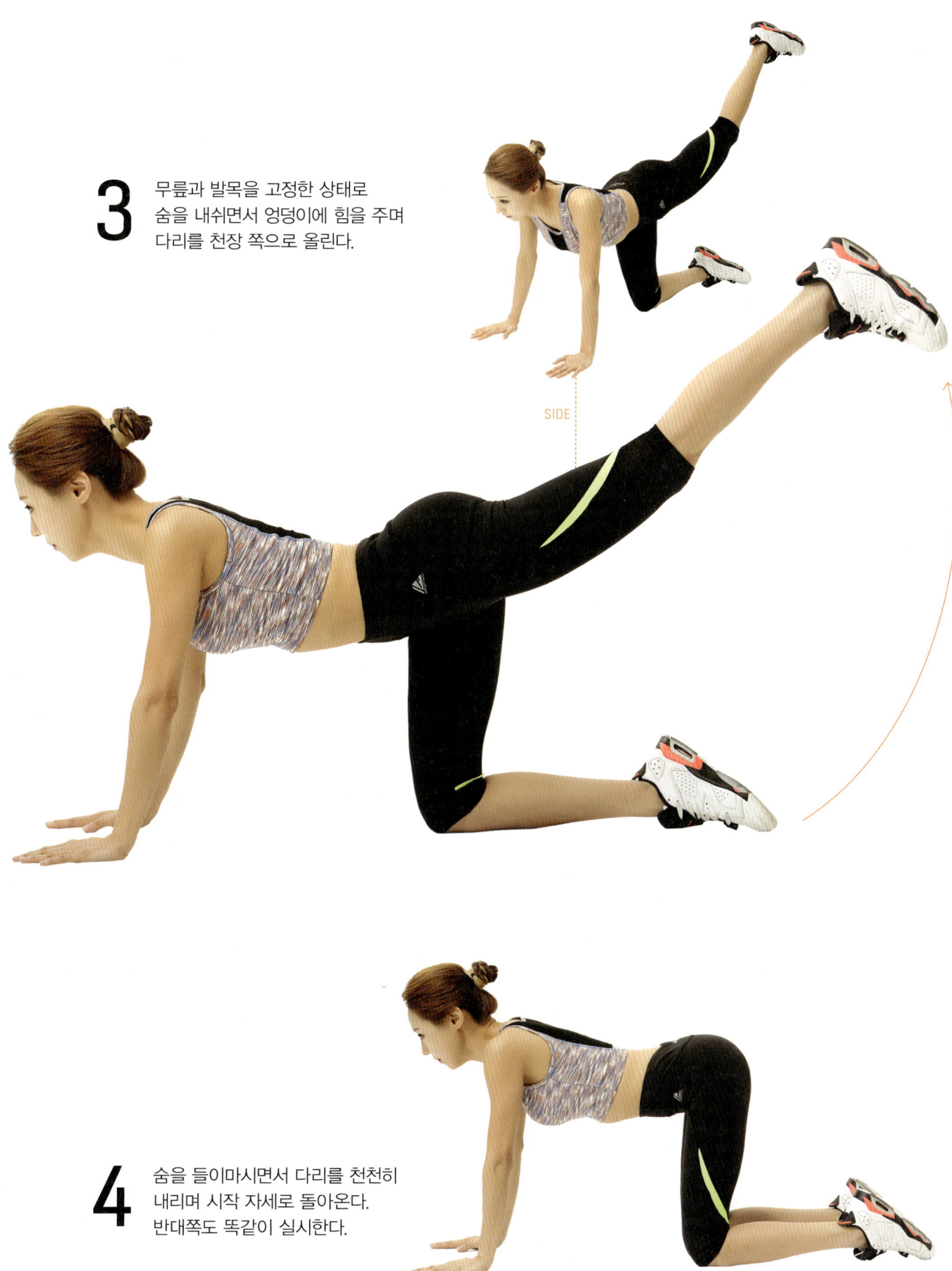

3 무릎과 발목을 고정한 상태로 숨을 내쉬면서 엉덩이에 힘을 주며 다리를 천장 쪽으로 올린다.

4 숨을 들이마시면서 다리를 천천히 내리며 시작 자세로 돌아온다. 반대쪽도 똑같이 실시한다.

6 DAY 힙 사선 방향 힙 익스텐션

힙 익스텐션을 사선 방향으로 실시하면 대둔근, 중둔근, 소둔근을 골고루 자극해 매끈한 골반 라인을 만들 수 있어요. 팔다리에 힘을 고르게 분배해 몸 전체의 균형을 잡아주세요.

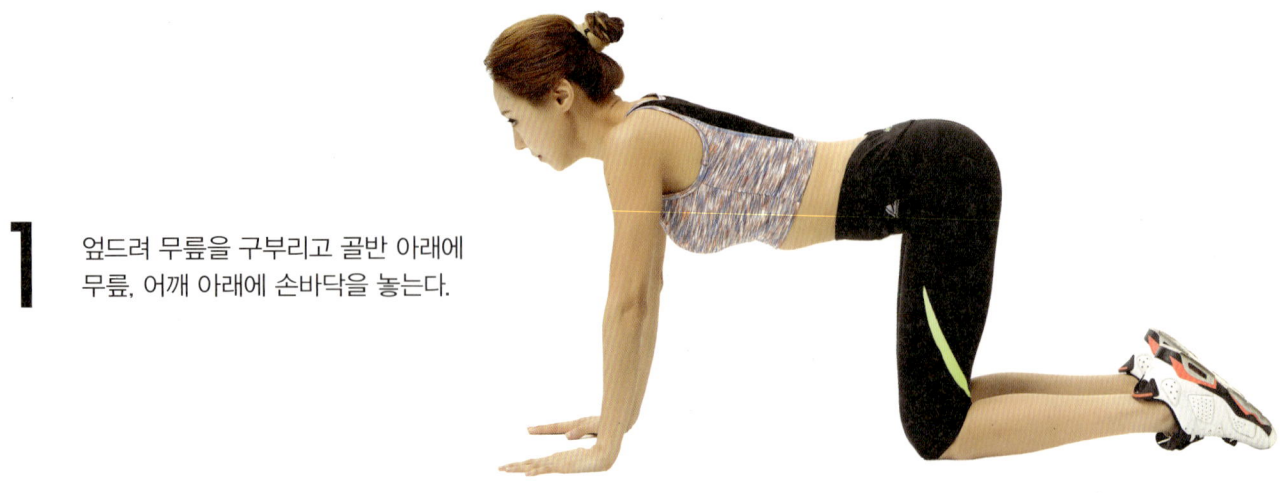

1 엎드려 무릎을 구부리고 골반 아래에 무릎, 어깨 아래에 손바닥을 놓는다.

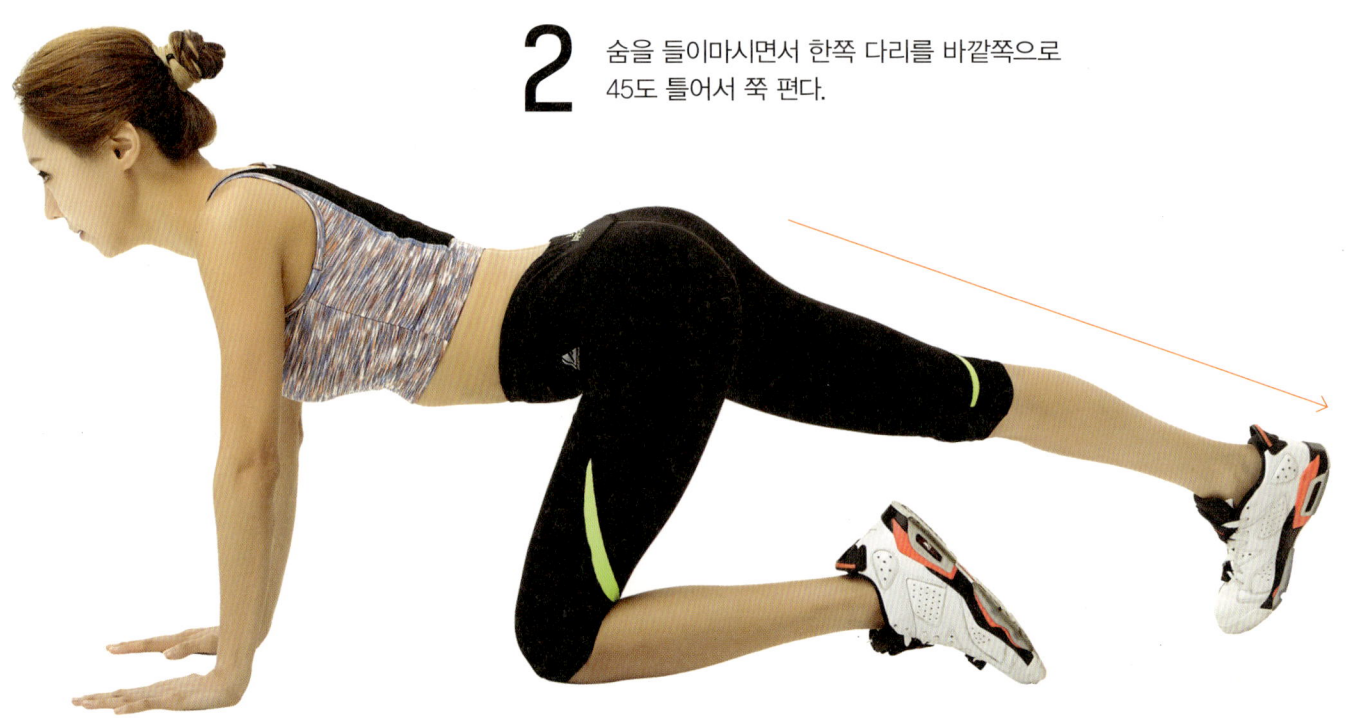

2 숨을 들이마시면서 한쪽 다리를 바깥쪽으로 45도 틀어서 쭉 편다.

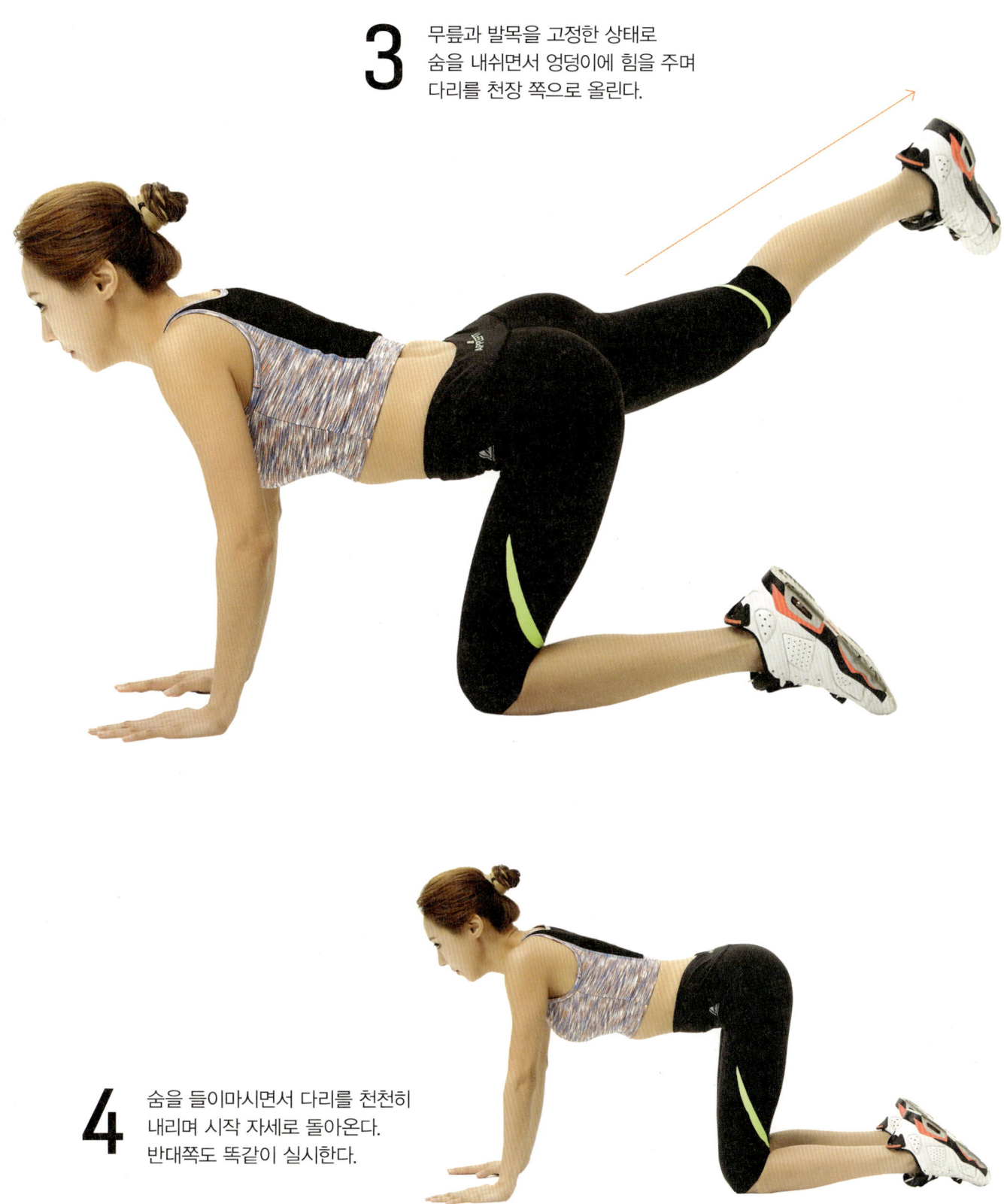

3 무릎과 발목을 고정한 상태로 숨을 내쉬면서 엉덩이에 힘을 주며 다리를 천장 쪽으로 올린다.

4 숨을 들이마시면서 다리를 천천히 내리며 시작 자세로 돌아온다. 반대쪽도 똑같이 실시한다.

6 DAY

힙 덩키킥

무릎과 발목을 직각으로 고정한 뒤 그대로 들어 올려요. 엉덩이를 탄력 있게 만드는 대표 동작이지요.
다리를 적당히 올린 상태에서 1~2초 정도 버티며 엉덩이 아래쪽 자극을 느끼는 게 포인트!
익숙해질 때까지는 거울 앞에서 동작을 실시하며 자세를 정확하게 파악하는 게 좋아요.

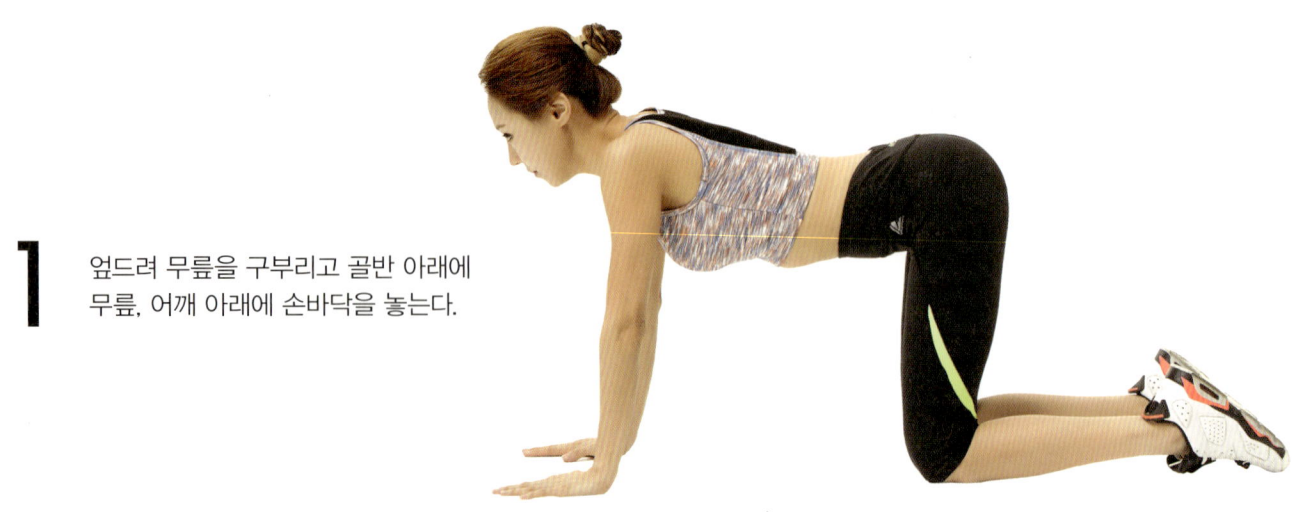

1 엎드려 무릎을 구부리고 골반 아래에 무릎, 어깨 아래에 손바닥을 놓는다.

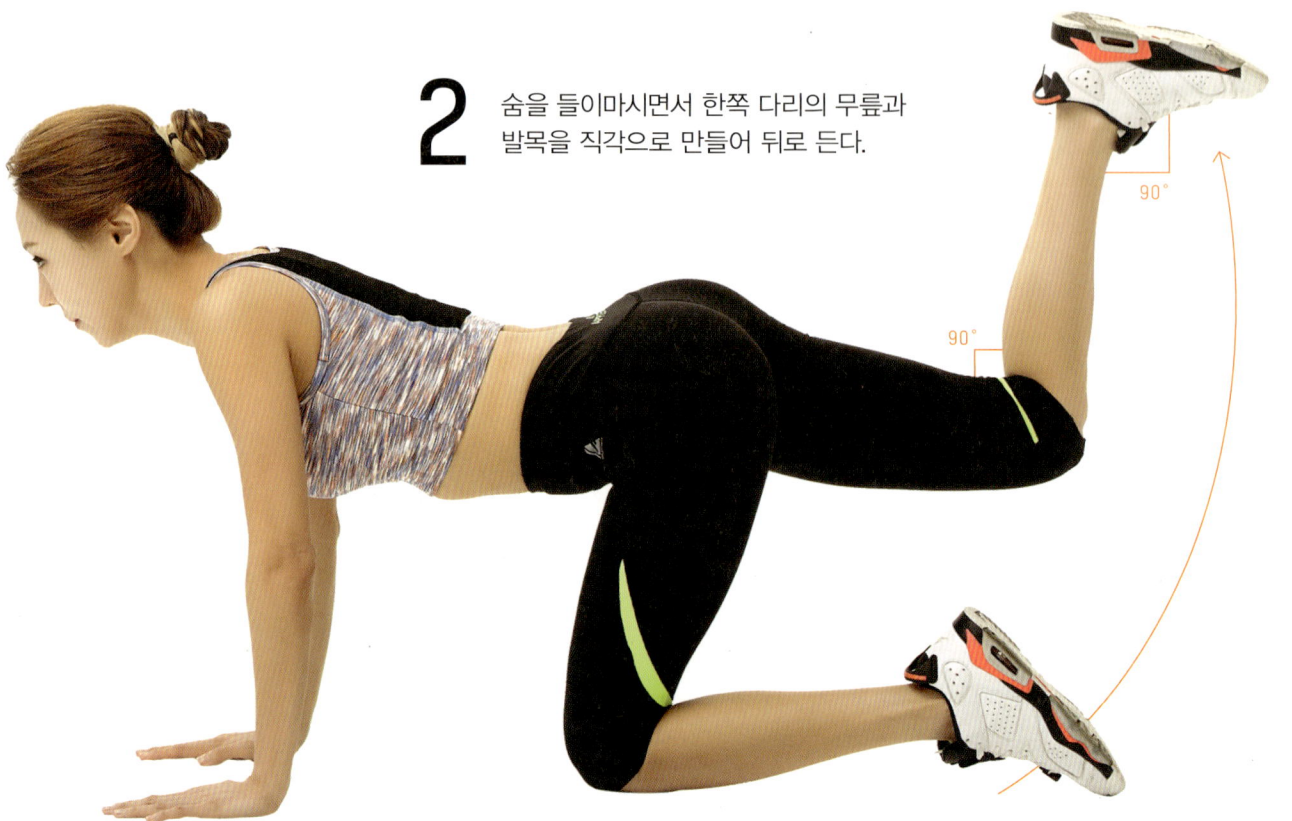

2 숨을 들이마시면서 한쪽 다리의 무릎과 발목을 직각으로 만들어 뒤로 든다.

3 무릎과 발목을 고정한 상태로 숨을 내쉬면서 엉덩이에 힘을 주며 다리를 천장 쪽으로 올린다.

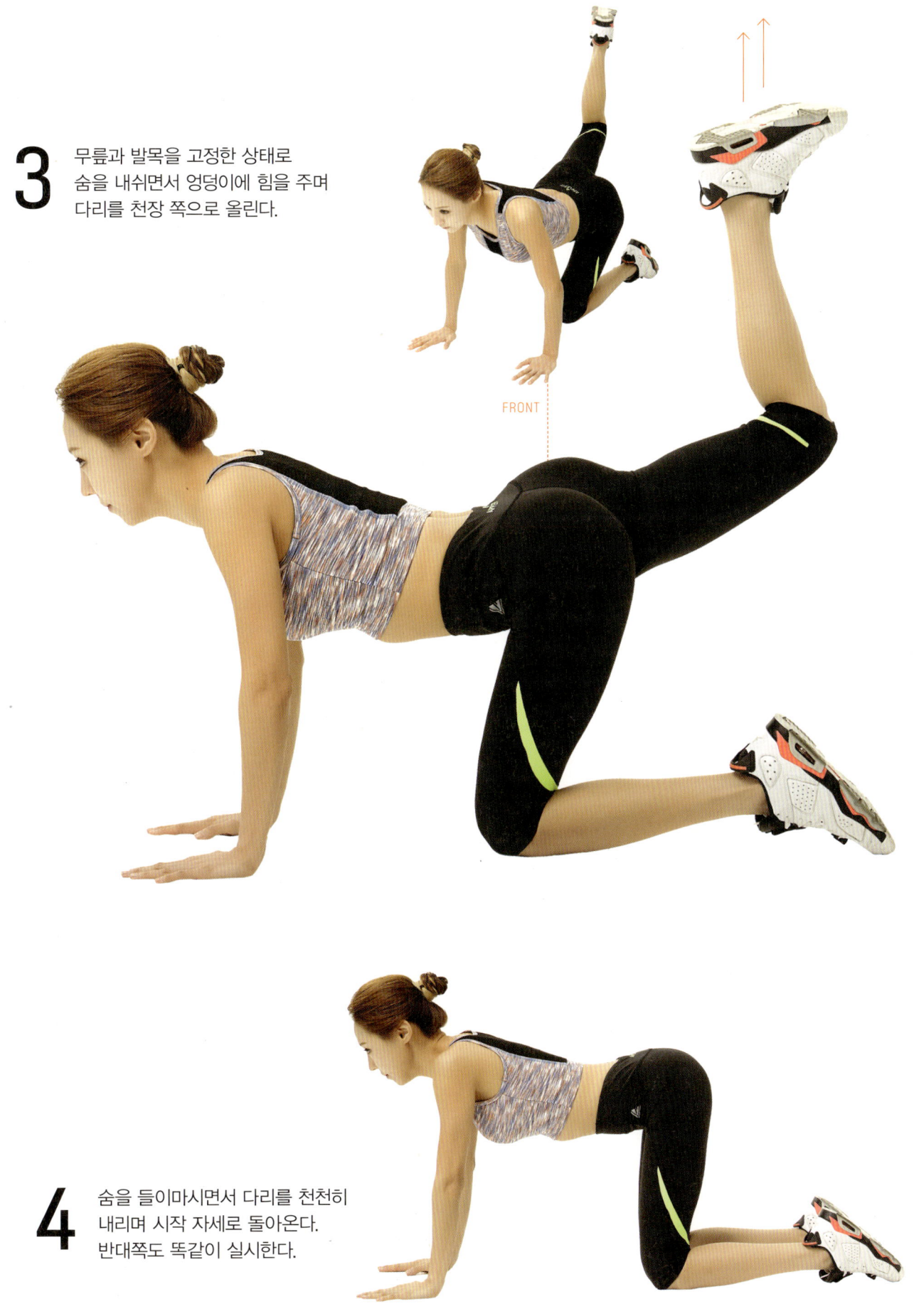

FRONT

4 숨을 들이마시면서 다리를 천천히 내리며 시작 자세로 돌아온다. 반대쪽도 똑같이 실시한다.

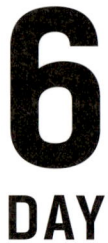

힙 **힙 브릿지**

누워서 골반을 들어 올리는 동작. 엉덩이 근육과 슬와근(허벅지 뒤쪽), 척추기립근을 동시에 자극해 섹시한 힙 라인을 만들어주지요.

1 바닥에 누워 손바닥을 바닥에 댄다.
무릎을 세운 뒤 다리를 골반너비로 벌린다.

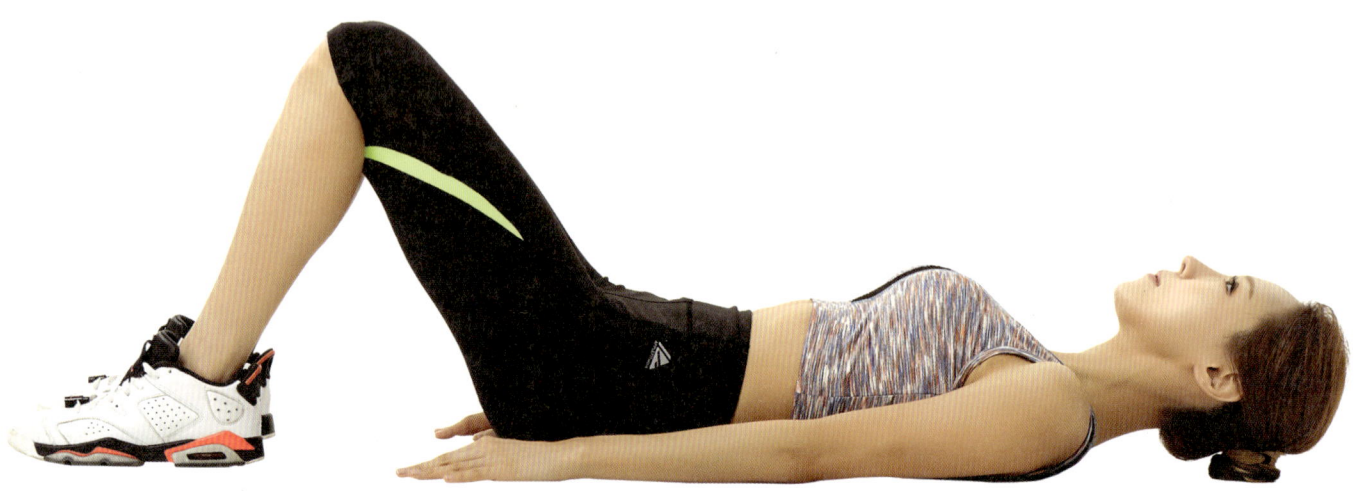

2 숨을 내쉬면서 엉덩이에 힘을 줘
골반을 들어 올린다.
갈비뼈부터 무릎까지 일직선을 만든다.

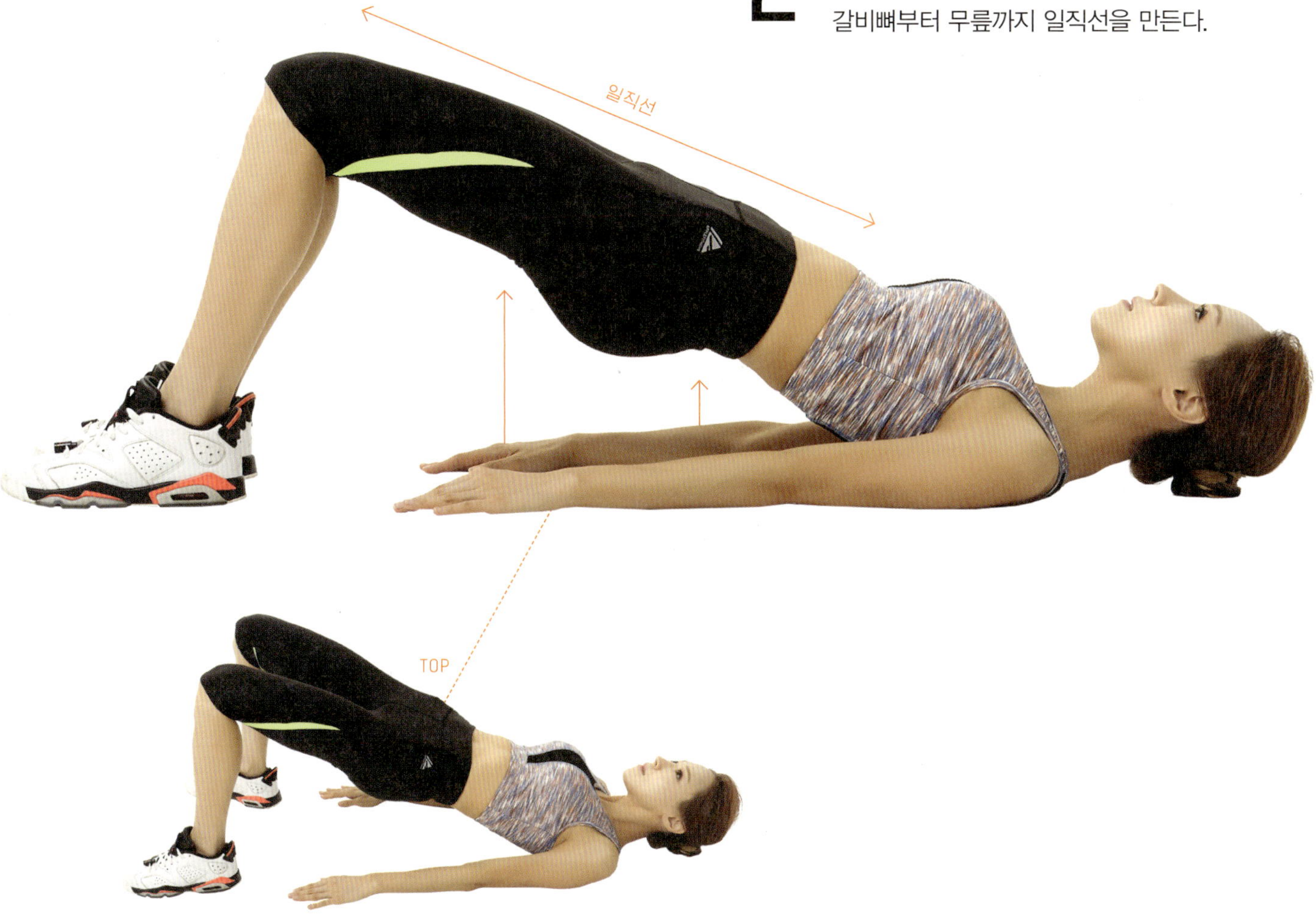

일직선

TOP

3 숨을 들이마시면서 골반을 천천히 내린다.

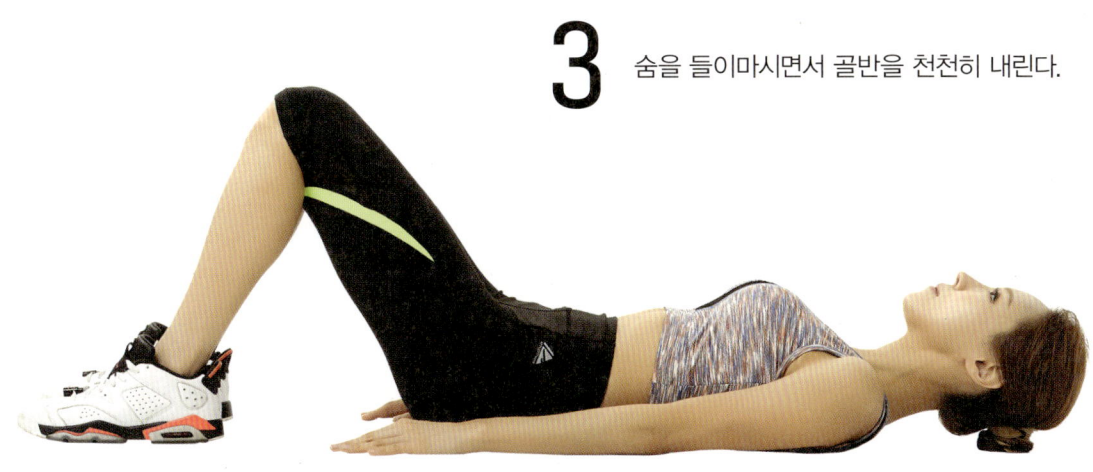

힙 운동　　57

7 DAY 전신 자극 체크 & 솔루션

6일간의 운동이 제대로 진행됐는지 올바른 부위에 자극이 느껴졌는지 체크해요.
첫 주는 코어 중심의 운동으로 다이어트는 물론 몸의 균형을 잡아주는 효과가 있어
자극 부위가 정확해야 합니다. 자극을 느끼는 부위가 잘못됐다면 솔루션을 따라 한 번 더 실시해요.

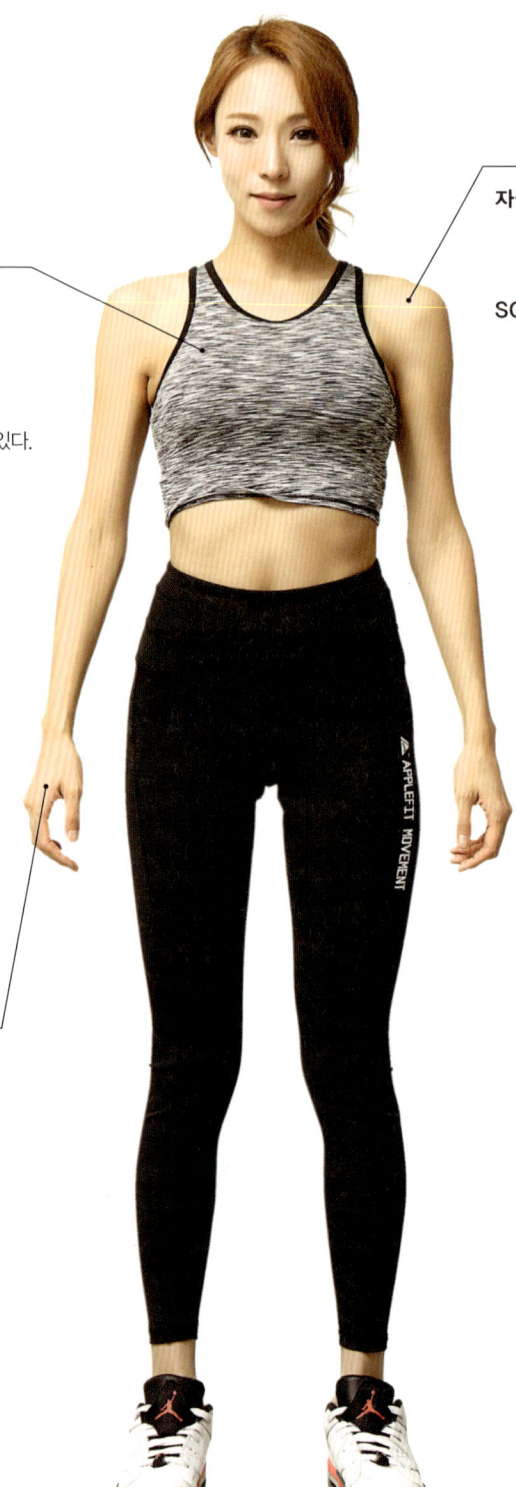

가슴

자극 체크
☐ 가슴, 어깨, 삼두근   GOOD!
☐ 손목, 어깨에만 통증   BAD

SOLUTION – 푸시업 자세를 잘못하면 어깨에만 통증이 오는 경우가 있다. 이럴 때는 어깨 통증이 없어질 때까지 기다렸다 **니 푸시업-내로 푸시업-와이드 푸시업**을 15회씩 3세트 실시하며 가슴에도 자극이 오는지 다시 한 번 체크한다. 가슴에 자극이 오지 않는다면 몸을 내린 다음 겨드랑이에 힘을 주면서 이전보다 느리게 내려온다.

어깨

자극 체크
☐ 어깨 전체 미세한 통증   GOOD!
☐ 자극이 전혀 없음   BAD

SOLUTION
– ① 덤벨을 인중 정도까지 올렸다 내려보고 턱 밑까지 올렸다 내려본다. 어깨부터 시작해 팔까지 근육이 당기는 느낌이 드는 지점(자극점)을 체크한다.
– ② 어깨 전체에 자극이 느껴지지 않으면 **어깨 스트레칭-숄더 프레스-프런트 레이즈**를 15회씩 3세트 진행한다.

팔

자극 체크
☐ 팔 안쪽   GOOD!
☐ 손목   BAD

SOLUTION – 손목은 고정하고 팔과 어깨의 힘으로만 덤벨을 올린다. 전보다 천천히 **덤벨 컬**을 15회씩 3세트 진행한다. 특히 팔 안쪽은 자극이 잘 느껴지지 않는 부위이니 이전보다 천천히 운동을 실시한다.

APPLE'S TIP

자극이 지속되는 시간은 개인마다 차이가 있어요. 부위별 자극을 제대로 느꼈지만 자극이 7일까지 지속되지 않았어도 자극 부위만 정확하다면 운동을 올바로 한 것이에요. 그럴 땐 관리하고 싶은 부위의 운동을 집중적으로 실시하는 시간을 가지세요.

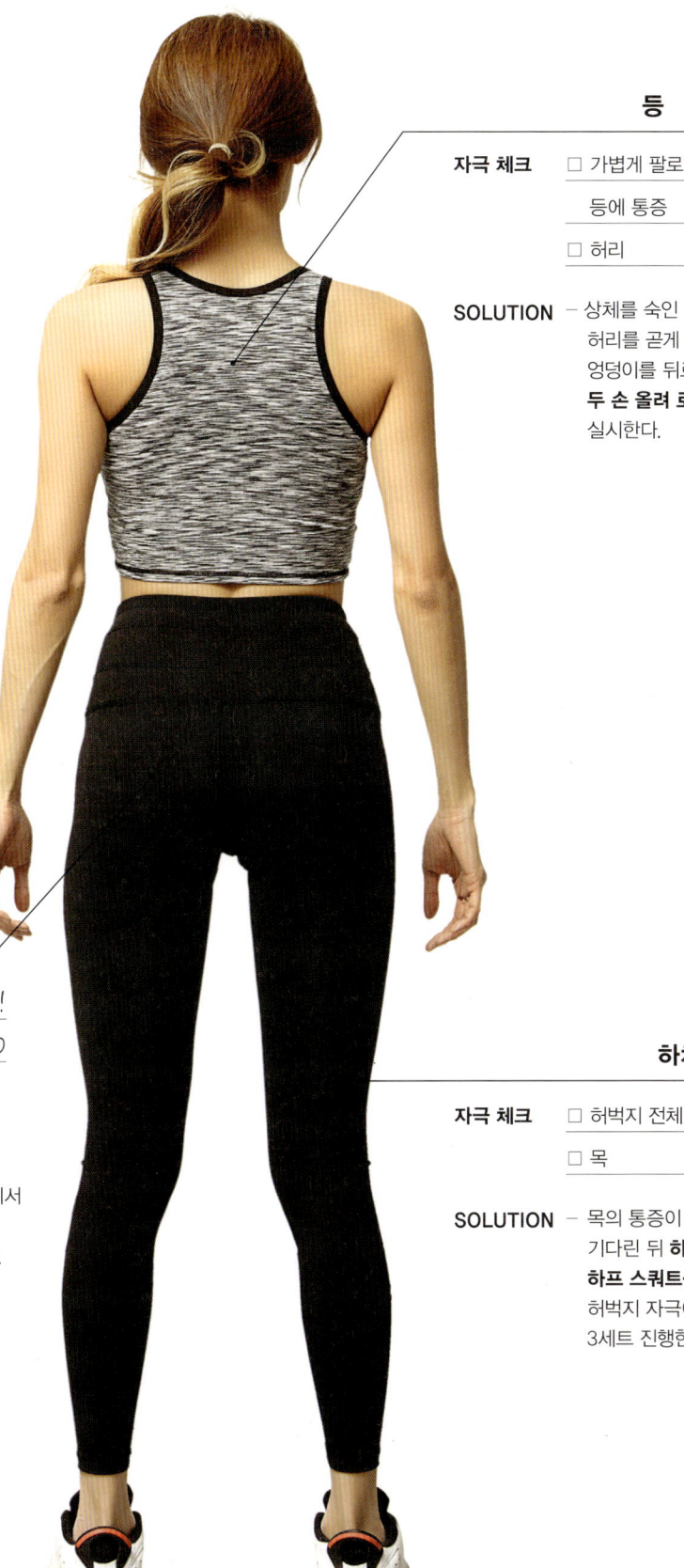

등

자극 체크
- ☐ 가볍게 팔로 원을 그렸을 때 등에 통증   GOOD!
- ☐ 허리   BAD

SOLUTION — 상체를 숙인 뒤 이전보다 허리를 곧게 편다. 가슴을 내밀고 엉덩이를 뒤로 치켜든 상태로 **두 손 올려 로**를 15회씩 3세트 실시한다.

힙

자극 체크
- ☐ 힙 전체에 미세한 통증   GOOD!
- ☐ 목, 손목   BAD

SOLUTION — **힙 익스텐션-사선 방향 힙 익스텐션-덩키킥**을 15회씩 3세트 반복한다. 이때 다리를 최대로 올린 상태에서 1~2초 정도 자세를 유지하다 내려주면 운동효과가 더 커진다.

하체

자극 체크
- ☐ 허벅지 전체, 힙   GOOD!
- ☐ 목   BAD

SOLUTION — 목의 통증이 완전히 없어질 때까지 기다린 뒤 **하프 스쿼트-다리 좁혀 하프 스쿼트-와이드 스쿼트**를 허벅지 자극에 집중하며 15회씩 3세트 진행한다.

전신 운동

다이어트 완전정복

사과에게 물어보세요

Q&A

뱃살, 팔뚝살 등 원하는 곳만 뺄 수 있나요?

원하는 곳만 빠르게 빼긴 힘들어요. 얼굴과 가슴살은 유지하고 몸만 뺄 수는 없어요(저도 운동을 하며 가슴 사이즈가 한 컵 줄었어요). 특히 여자들의 고민 부위인 배, 허리, 팔뚝 등은 전신 운동인 유산소 운동으로 지방을 태우면서 부분 근력 운동을 했을 때 라인이 더욱 탄탄해져요. 지방을 어느 정도 걷어낸 후라면 더 탄탄하게 만들고 싶은 부위의 근력 운동에 집중해도 좋아요. 하루하루 변해가는 라인을 눈으로 확인할 수 있을 거예요.

체중 감량에 도움이 되는 식품이나 약을 먹었나요?

전혀 먹지 않았어요. 체중 감량을 목표로 할 때는 채소 위주의 웰빙 식단과 유산소 운동을 중심으로 했고, 몸매 라인을 가꿀 때는 웨이트 운동과 단백질 식단의 도움을 받았어요. 다이어트 효과가 있다는 약이나 보조제는 전혀 입에 대지도 않았고요. 한번 먹으면 계속 의지할 것 같아 건강하고 맛있는 식단을 만드는 일에 집중했어요.

운동을 하면서 가장 힘들었을 때는 언제이고 어떻게 극복했나요?

가장 힘들었을 때는 체중 감량을 위해 먹는 양을 줄이고 많은 시간을 러닝머신 같은 유산소 운동에 투자했던 때였어요. 체중은 점점 빠지는 듯했지만 몸매 라인이 예뻐지거나 탄탄해지지는 않았죠. 덜 먹는 게 최선이 아님을 깨닫고 건강하고 맛있게 먹으며 근력 운동을 함께 해서 그 시기를 극복했어요.

통자 허리인데 잘록한 허리 라인을 만들 수 있나요?

평생 통자 허리인 줄 알고 살아온 저도 유산소 운동과 식단 관리를 통해 잘록한 허리로 거듭나고 있습니다. 완전히 타고난 건 없는 것 같아요. 노력이 만들어낼 뿐! 힙과 등을 키우는 다른 노력을 하면 더 여성스러운 라인을 만들 수 있지만 지방을 확 뺀 게 가장 큰 도움이 되었어요.

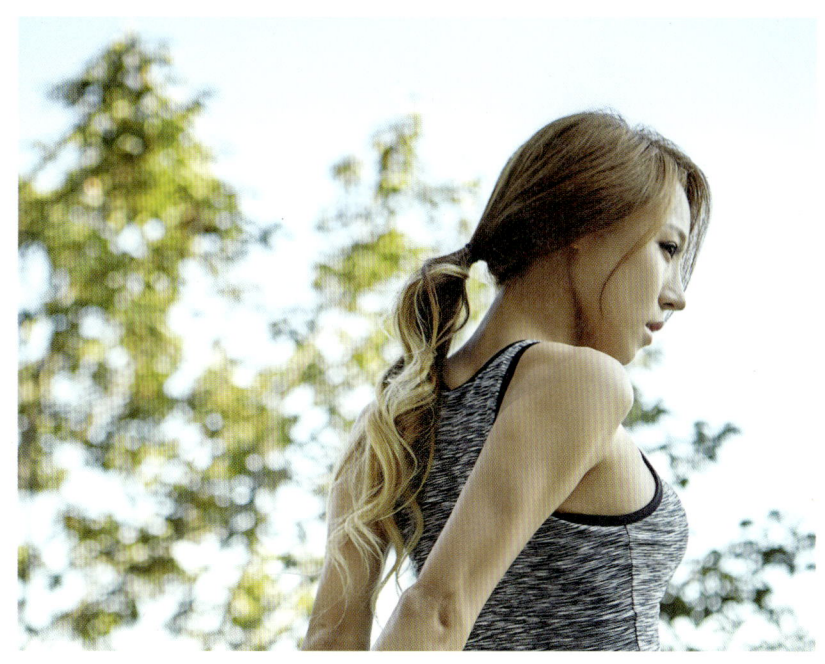

근력 운동을 하면 우락부락하게 근육이 생기지 않나요?

아니에요. 여성은 남성호르몬인 테스토스테론의 수치가 낮아 남성처럼 큰 근육이 잘 생기지 않아요. 요즘에는 여성도 그저 마르고 가녀린 몸매가 아닌 11자 복근, 애플힙처럼 건강미가 있는 몸매를 선호하잖아요. 반드시 근력 운동을 병행해야만 탄탄하면서 S라인이 살아 있는 몸매를 만들 수 있어요. 특히 여성은 20대 후반부터 몸의 근육량이 크게 손실돼요. 체력이 떨어지고 살찌기 쉬운 체질로 변하지요. 따라서 근력 운동은 남성뿐만 아니라 여성에게도 반드시 필요해요.

살을 빼는 것, 근육을 만드는 것 중 무엇을 먼저 해야 하나요?

함께 해야 합니다. 지방과 근육은 다르다는 걸 정확히 인지해야 해요. 뱃살, 등살, 허릿살, 팔뚝살은 그냥 지방일 뿐이에요. 운동을 해서 만드는 근육과는 별개지요. 지방만 빼면 날씬한 물렁살이 될 뿐이고요. 슬림하면서 탄탄해지고 싶다면 근육을 만들어야 해요. 식단 조절과 유산소 운동 중심으로 살을 빼는 것과 근력 운동으로 근육을 만드는 것, 둘 다 함께 해야 효과도 빠르고 건강미 넘치는 아름다운 몸매를 만들 수 있어요.

공복에 유산소 운동을 하면 근손실은 없나요?

있어요. 하지만 그만큼 지방 빼는 효과는 엄지 척! 유산소 운동을 하면 탄수화물, 지방, 단백질 순으로 연소돼요. 일어나자마자 공복에 운동을 하면 탄수화물과 지방 연소 시간이 짧아지면서 더 많은 지방을 쭉쭉 뺄 수 있겠죠. 반면에 근손실도 있고요. 그래서 공복에 근력 운동과 유산소 운동을 함께 할 수 있는 웨이트를 하면 근손실을 막으면서 다이어트 효과도 높일 수 있어요. 저도 공복 유산소는 매일 하지 않아요. 급한 촬영이나 방송 등이 잡혀서 빠른 기간에 효과를 봐야 할 때 집중적으로 하지요.

유산소 운동과 근력 운동, 어떤 것부터 하는 게 좋아요?

근력 운동을 하고 유산소 운동을 하는 게 효과적이에요. 유산소 운동으로 체력을 소모한 후 바로 근력 운동을 하면 제대로 힘을 내서 정확한 동작을 하기 힘들어요. 반대로 근력 운동을 먼저 하면 체력이 좀 떨어졌어도 유산소 운동을 진행하는 데 큰 무리가 없어 효율적으로 에너지를 소모할 수 있어요. 또한 근력 운동 후에는 몸에 피로와 통증을 느끼게 하는 젖산이 분비되는데 유산소 운동은 젖산 제거에 도움이 돼요. 여유가 있다면 10분 집중 근력 운동 후에 30분 정도 유산소 운동을 함께 실시해보세요.

2ND WEEK

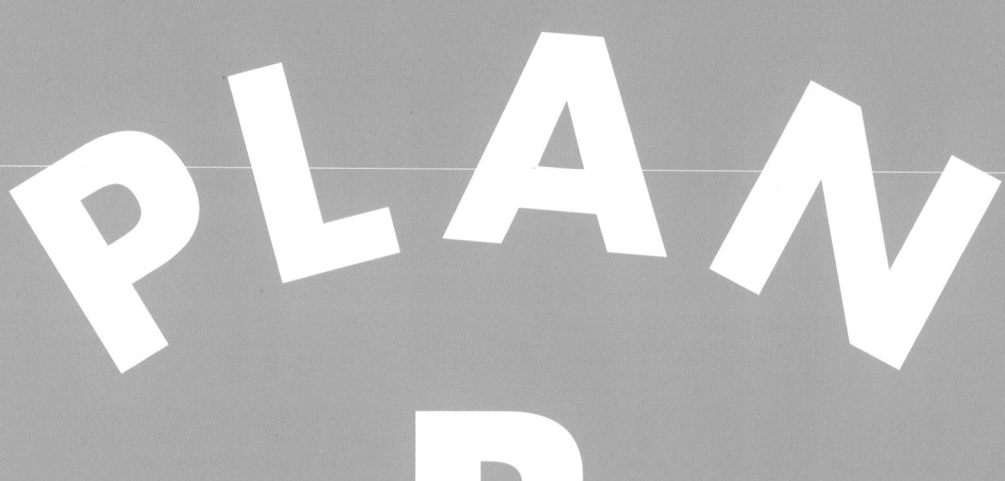

근력 운동

- 시작은 기본 스트레칭 (page 12 참고)
- 동작별로 15회씩 3세트 실시
- 마무리는 복부 운동 (page 16 참고)
- 덤벨은 500ml 생수병으로 대체

DAY 8 하체 운동량 폭발!	플랜 A보다 강도 높은 하체 운동으로 구성되어 자극이 빨리 오고 오래 갑니다. 지방은 태우고 근육은 채워 슬림하면서도 탄탄한 하체 라인을 만들 수 있어요. 횟수를 많이 하는 것보다 정확한 자세로 실시하는 게 중요해요.
DAY 9 어깨 뭉친 근육 풀어주기 & 굽은 어깨 펴주기	밴드를 이용하면 같은 동작이라도 장력이 더해져 운동 강도를 조절하기 쉬워요. 근육을 수축, 이완할 때 긴장감을 유지해주어 운동 효율도 높아져요. 어깨 근육이 뭉치거나 굽으면 군살이 쉽게 쌓여요. 뭉친 근육을 풀어주고 굽은 어깨를 펴주는 동작을 함께 실시하세요.
DAY 10 팔 살이 잘 찌는 부위 집중 공략하기	밴드를 활용해 더 강한 자극을 줘요. 밴드를 잡아당길 때 몸이 기울어지지 않도록 밴드의 탄력을 느끼면서 천천히 잡아당기는 게 포인트!
DAY 11 등 군살 집중 공략하기 & 근육 키우기	군살 없이 적당히 근육 잡힌 매끈한 등과 꼿꼿한 허리는 우아하면서 자신감이 넘치는 느낌을 줘요. 등은 여러 개의 근육으로 이루어져 있으니 각 부위에 골고루 자극을 줄 수 있는 동작을 실시해요.
DAY 12 가슴 응용 동작으로 자극 키우기	푸시업 위주의 기본 동작에 강도 높은 가슴 운동을 추가해 자극을 키워요. 1주차의 니 푸시업-내로 푸시업-와이드 푸시업을 15회씩 3세트 실시한 뒤 덤벨 플라이 동작을 연속해서 진행합니다. 푸시업이 가슴 근육을 벌려주는 운동이라면, 덤벨 플라이는 모아주는 운동입니다.
DAY 13 힙 근육 & 탄력 키우기	처지지 않고 올라붙어 있으면서 풍만한 애플힙은 섹시한 매력을 한껏 살려주지요. 스쿼트처럼 엉덩이 근육을 자극하는 운동을 변형해 더 드라마틱한 효과를 볼 수 있도록 했어요. 엉덩이 근육량을 늘리면 허리와 골반이 함께 튼튼해지는 효과도 있지요.
DAY 14 자극 체크 & 솔루션	부위별로 자극이 정확하게 느껴지는지 확인해요. 자극이 제대로 느껴지지 않거나 자극 부위가 다르다면 솔루션을 따라 자세를 교정하고 운동을 보충합니다.

8 DAY 하체 런지 무브먼트

허벅지 앞쪽 군살을 빼고 엉덩이에 탄력을 줘요. 상체를 너무 많이 숙이지 않고 엉덩이 힘으로만 균형을 잡아 동작을 실시해요.

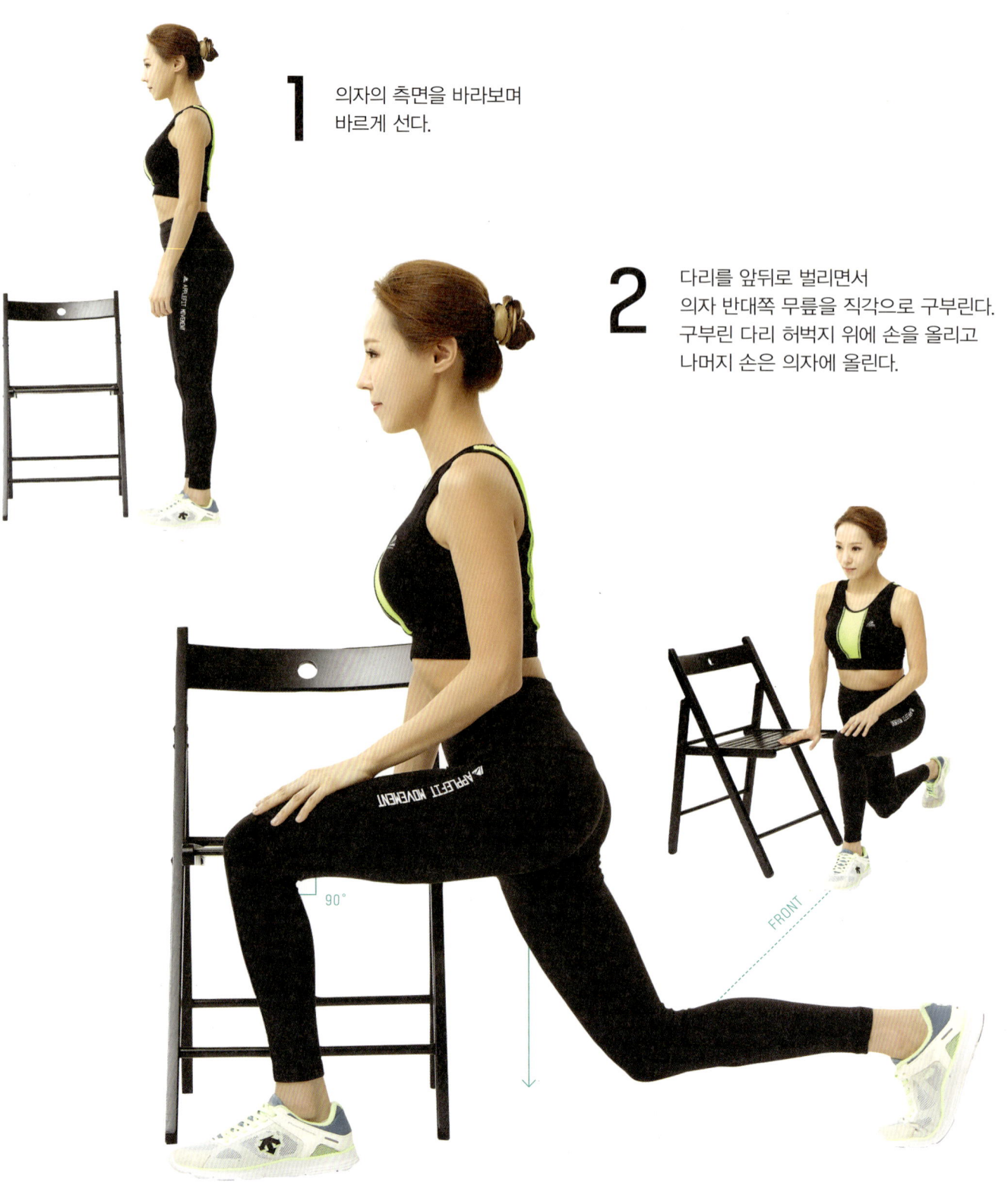

1 의자의 측면을 바라보며 바르게 선다.

2 다리를 앞뒤로 벌리면서 의자 반대쪽 무릎을 직각으로 구부린다. 구부린 다리 허벅지 위에 손을 올리고 나머지 손은 의자에 올린다.

3 앞쪽 무릎과 발목을 고정한 상태로 숨을 내쉬면서 뒤쪽 무릎을 바닥에 닿지 않을 정도로 내린다.

4 숨을 들이마시며 제자리로 돌아온다. 반대쪽도 똑같이 실시한다.

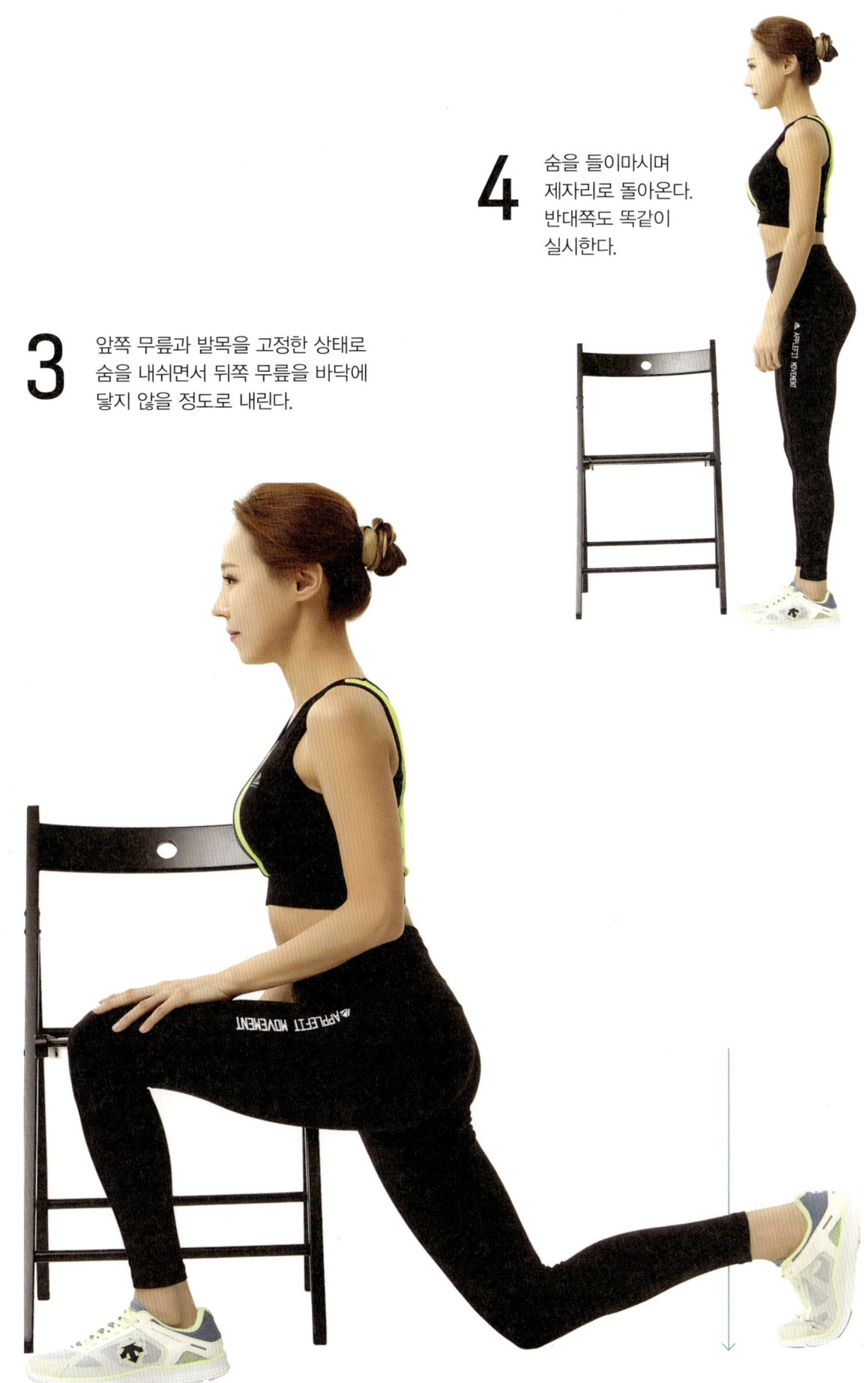

8 DAY 굿모닝

_{하체}

인사하듯 천천히 허리를 90도 정도 굽혔다 올라오는 동작으로
허벅지 뒤쪽과 등, 허리 근육을 자극해요. 봉긋하게 솟은 엉덩이를 만드는 데도 효과적이에요.

1 허리를 곧게 펴고 다리를 어깨너비로 벌리고 선다.

2 팔을 구부려 양손을 귀 옆으로 올린다.

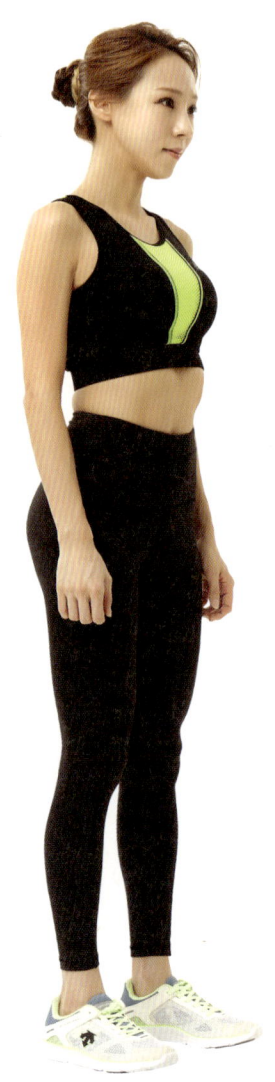

PLAN B

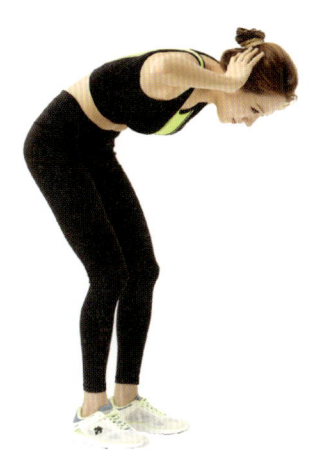
NG 몸을 구부릴 때 등이 둥글게 말리지 않게 허리에 힘을 실어요.

3 상체를 고정한 상태에서 숨을 들이마시면서 몸을 앞으로 구부린다.

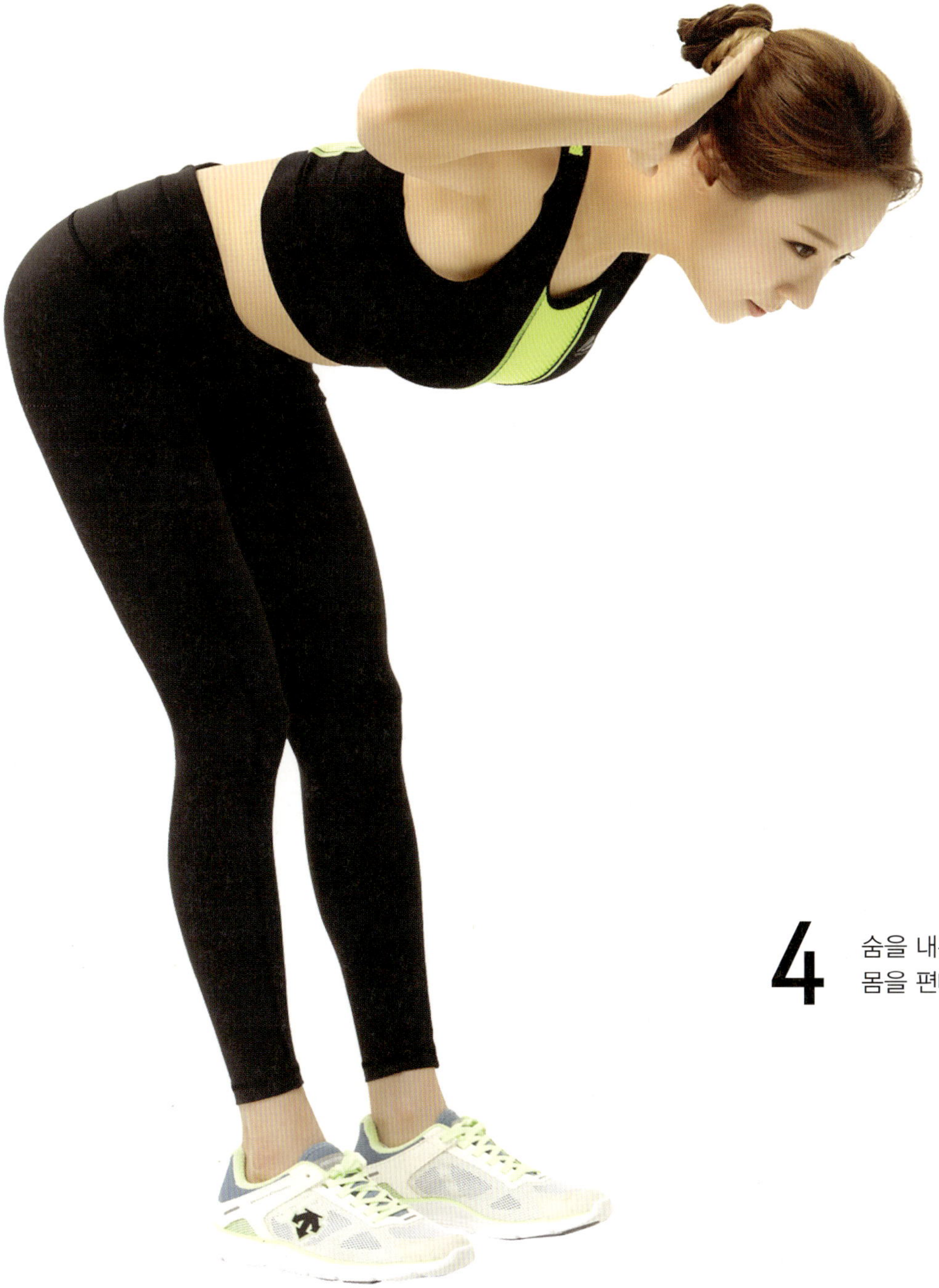

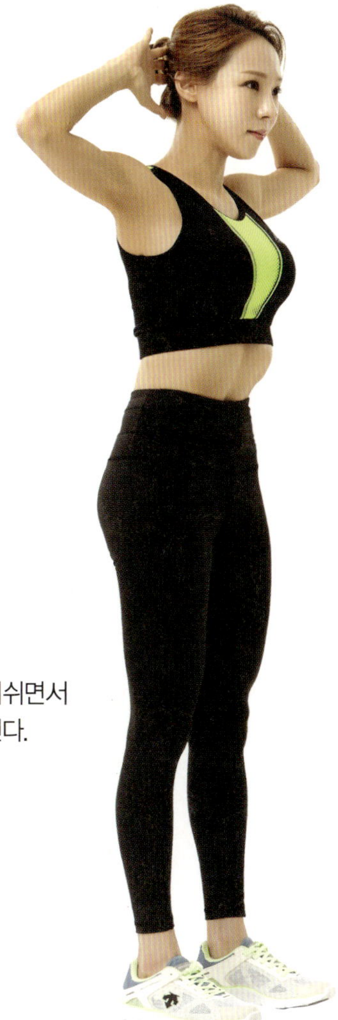

4 숨을 내쉬면서 몸을 편다.

8 DAY

하체 **덤벨 레그 컬**

엎드린 자세에서 덤벨을 양발로 꽉 잡은 뒤 위로 들어 올리는 동작으로
허벅지 뒤쪽 근육을 발달시켜요. 알맞은 중량으로 정확한 자세를 유지하는 게 포인트.

1 엎드려 팔꿈치를 바닥에 대고
양손을 삼각형 모양으로 모아 바닥을 짚는다.
양발 사이에 덤벨을 끼운다.

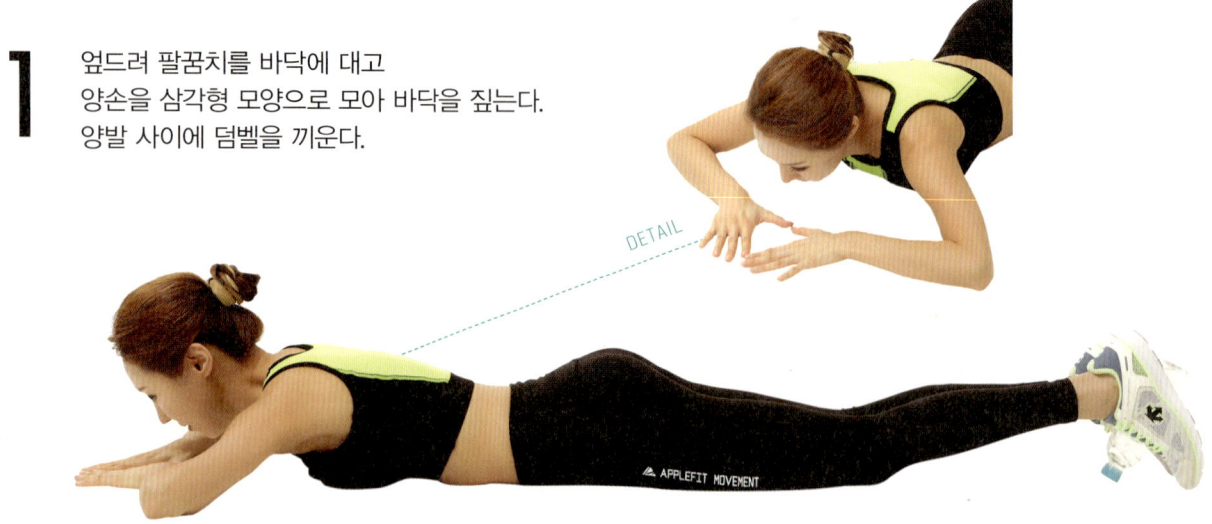

DETAIL

2 숨을 내쉬면서 무릎을 붙이고
뒤꿈치를 엉덩이 쪽으로 최대한
들어 올린다.

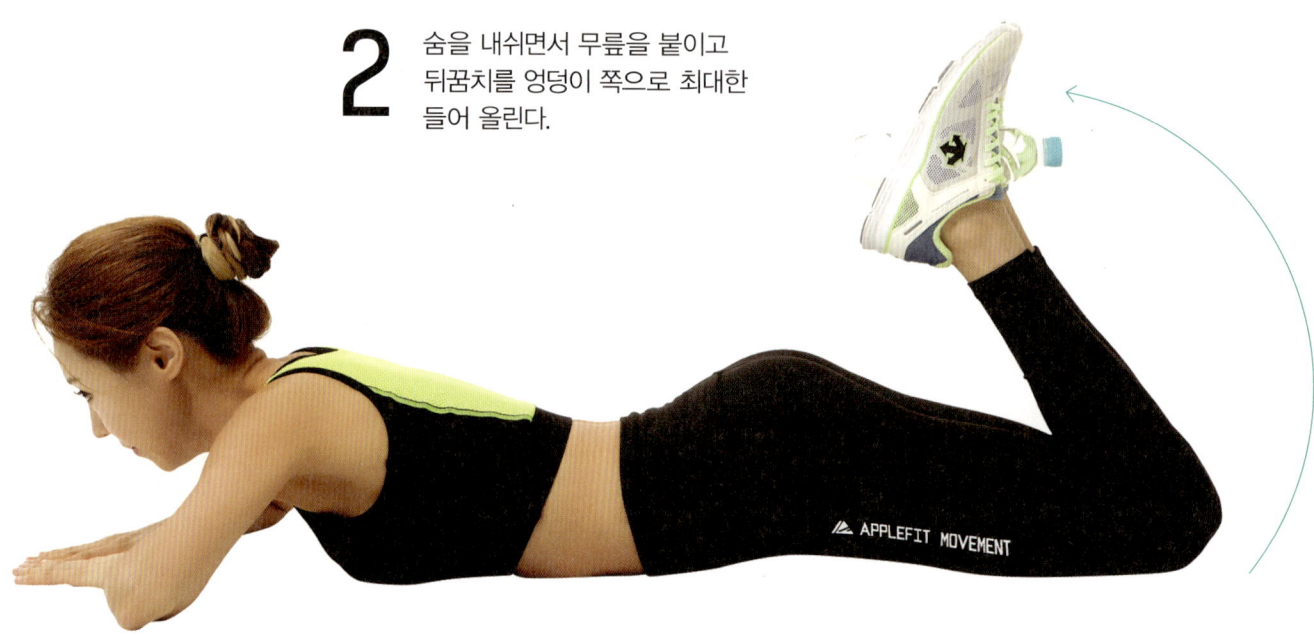

3 숨을 들이마시면서 발을 천천히 내린다.

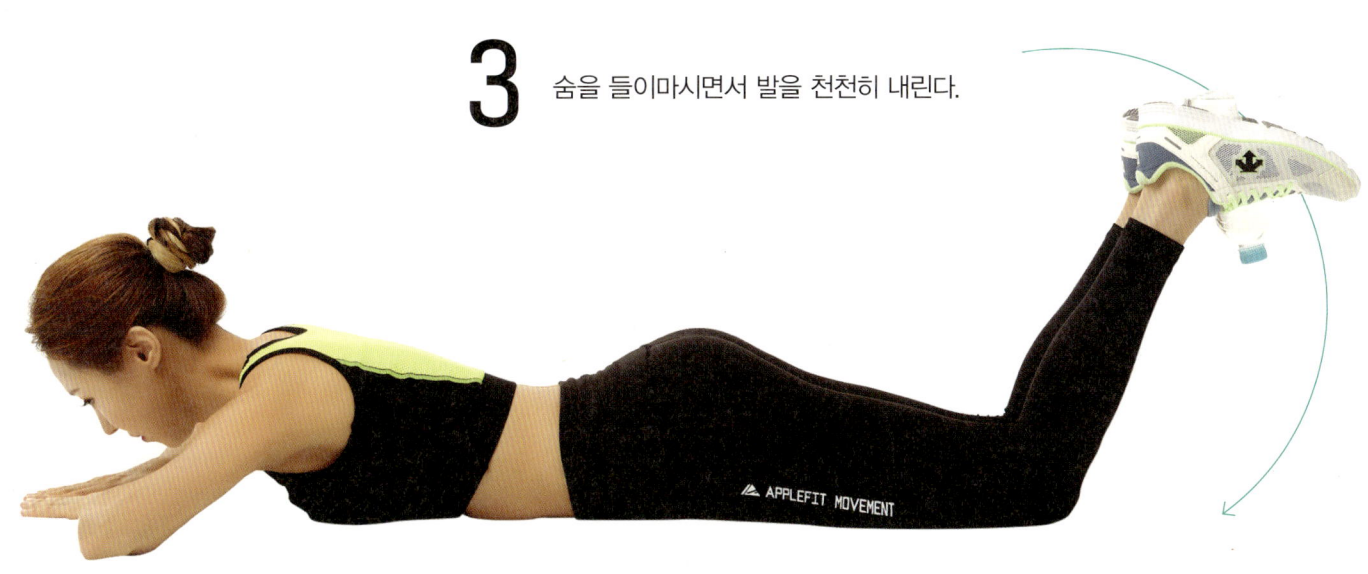

4 시작 자세로 돌아온다.

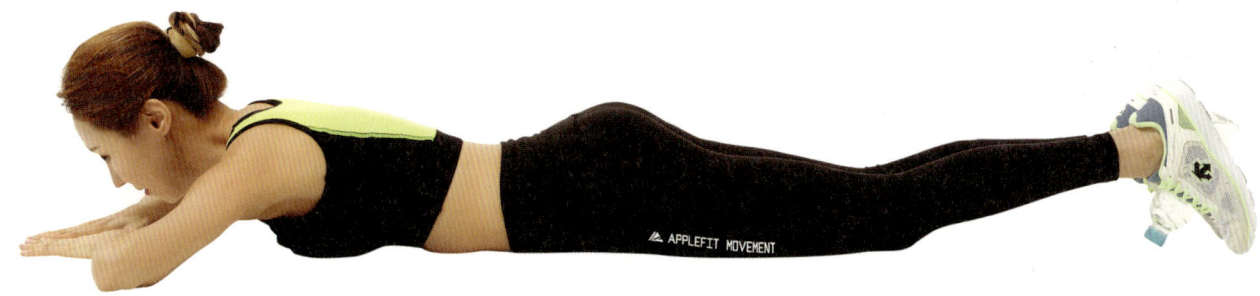

8 DAY — 하체 **점프 스쿼트**

스쿼트에 점프가 더해져 근력 운동은 물론 유산소 운동 효과까지 볼 수 있어요.
하체의 체지방을 태우고 허벅지, 엉덩이의 탄력을 향상시키는 데 효과적인 고강도 운동이에요.

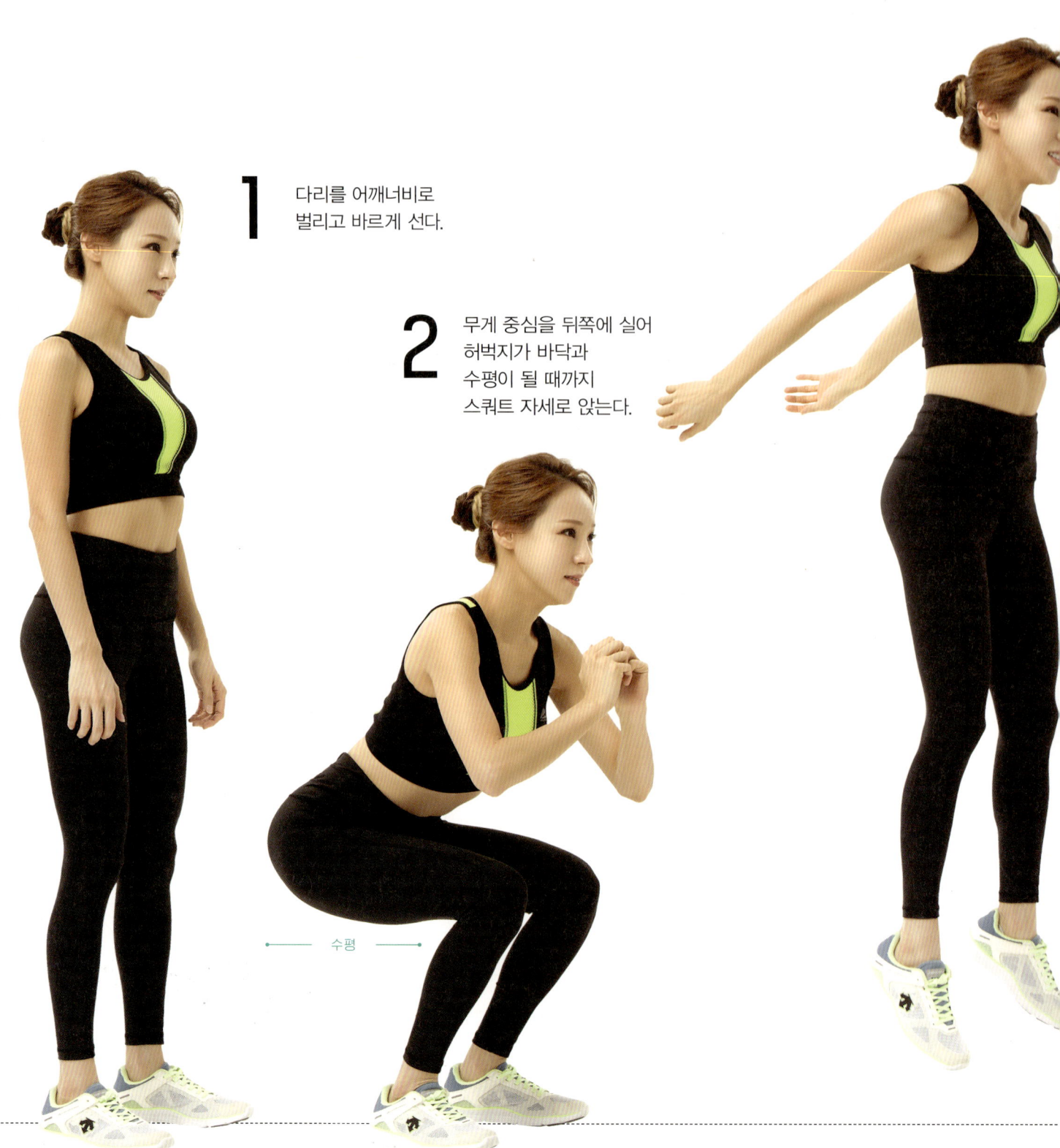

1 다리를 어깨너비로 벌리고 바르게 선다.

2 무게 중심을 뒤쪽에 실어 허벅지가 바닥과 수평이 될 때까지 스쿼트 자세로 앉는다.

수평

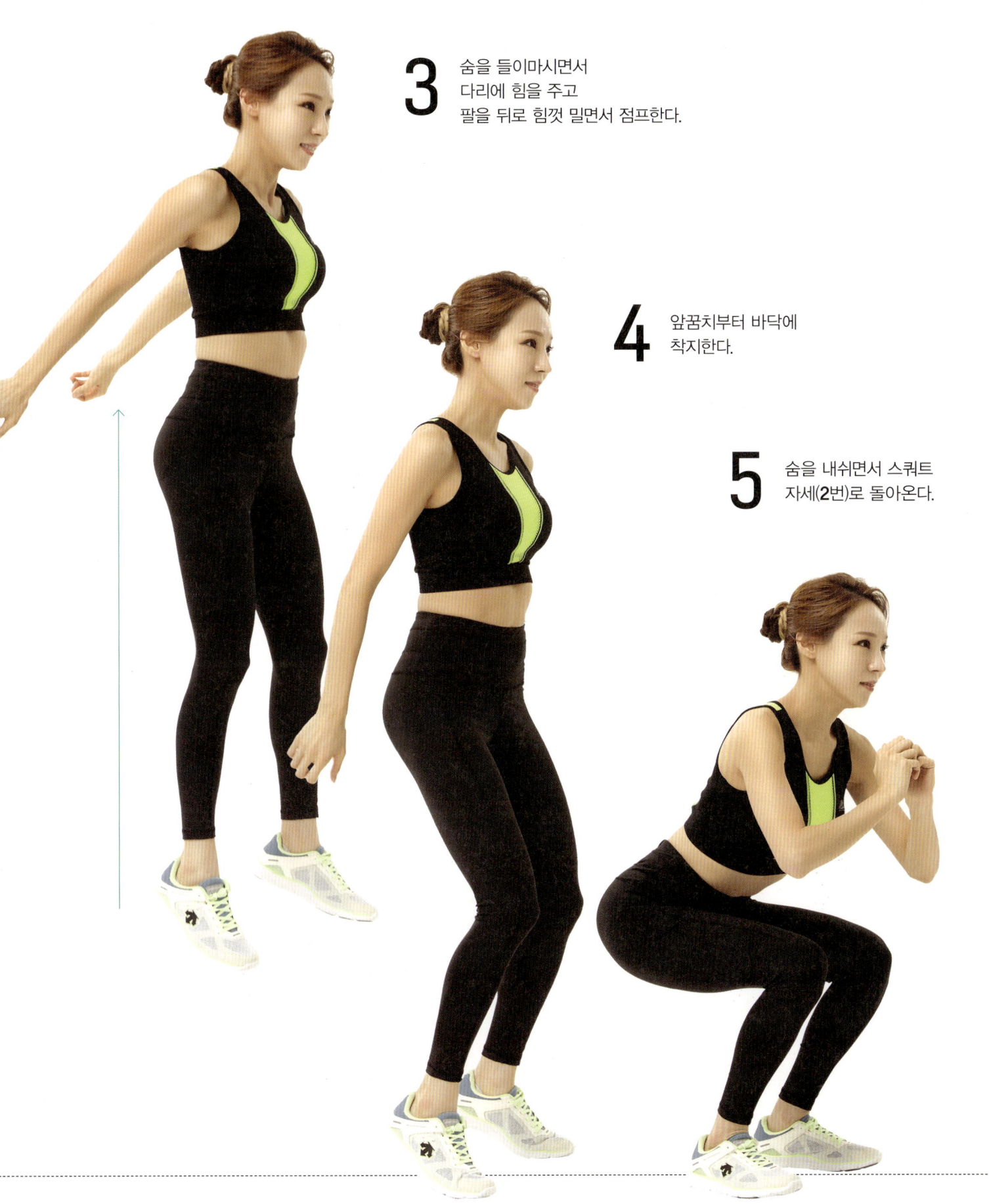

3 숨을 들이마시면서 다리에 힘을 주고 팔을 뒤로 힘껏 밀면서 점프한다.

4 앞꿈치부터 바닥에 착지한다.

5 숨을 내쉬면서 스쿼트 자세(**2**번)로 돌아온다.

9 DAY

어깨 밴드 프레스

어깨 근육을 골고루 자극해 어깨 라인을 매끈하게 잡아주고 뭉친 근육을 부드럽게 풀어줘요.

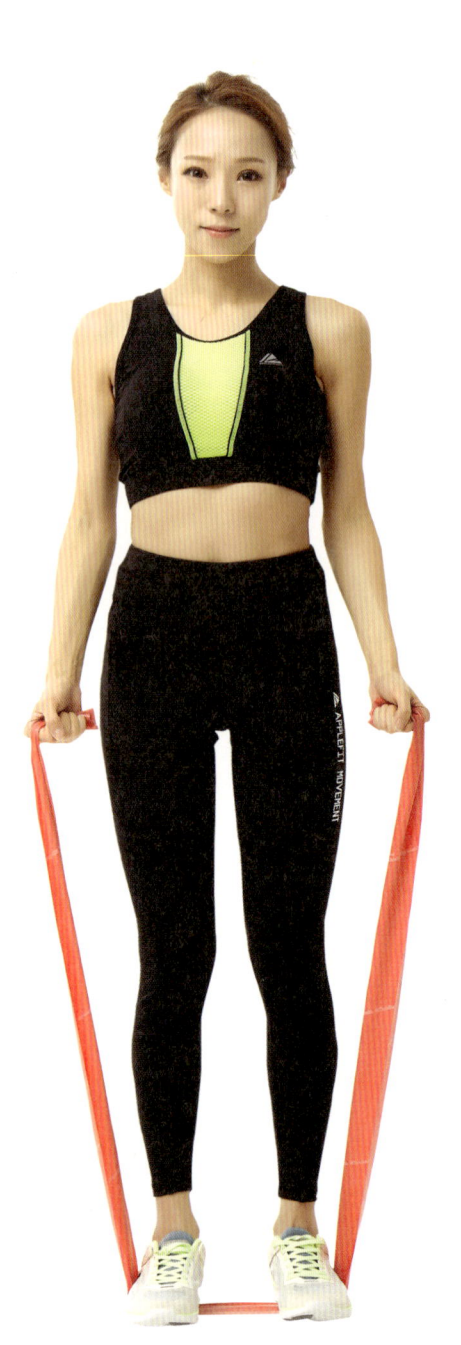

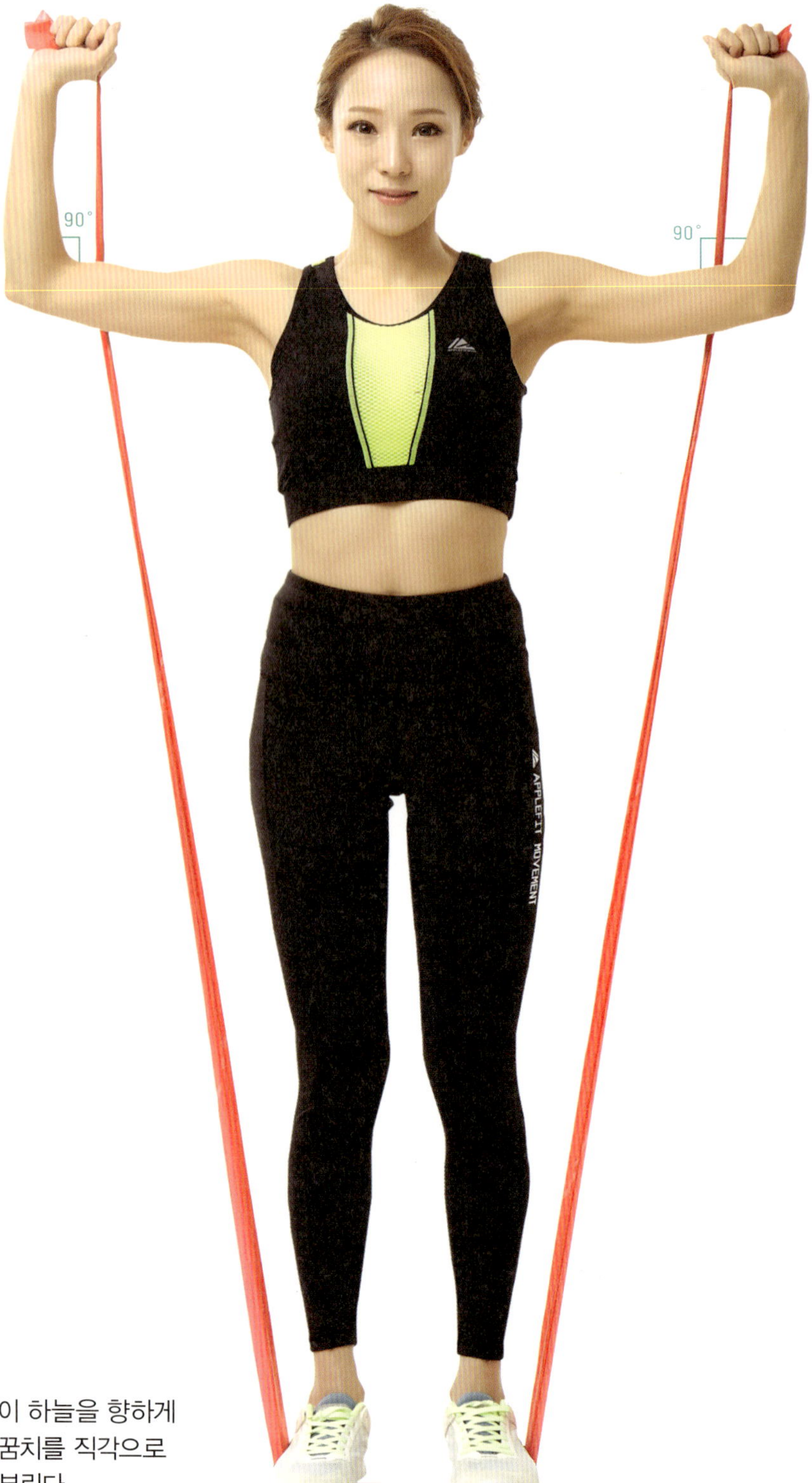

1 양손에 밴드를 잡은 뒤 다리를 어깨너비로 벌려 밴드 중앙을 밟고 선다.

2 손이 하늘을 향하게 팔꿈치를 직각으로 구부린다.

PLAN B

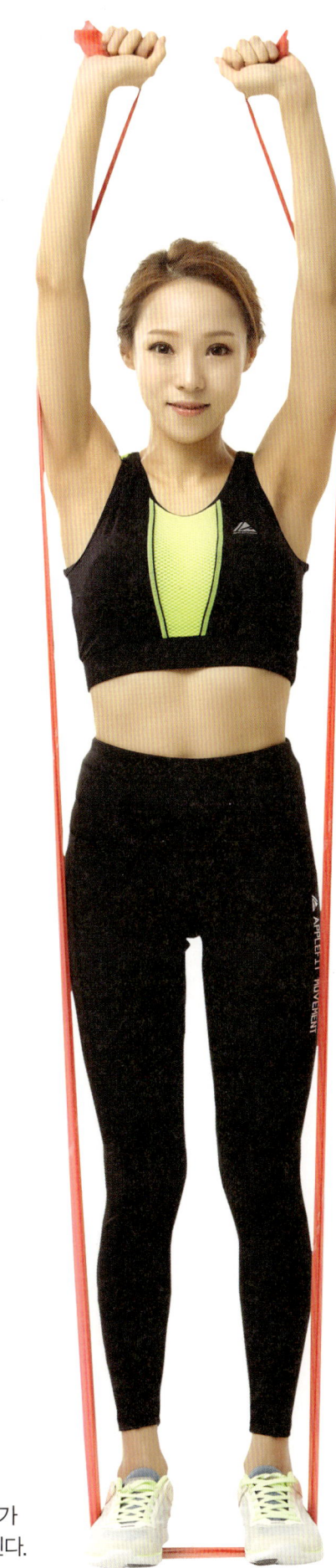

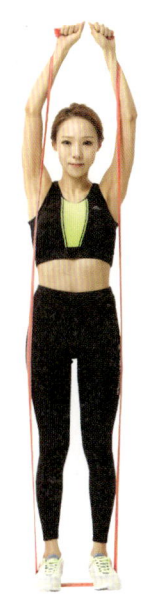

NG 팔꿈치가 바깥쪽으로 구부러지지 않도록 해요.

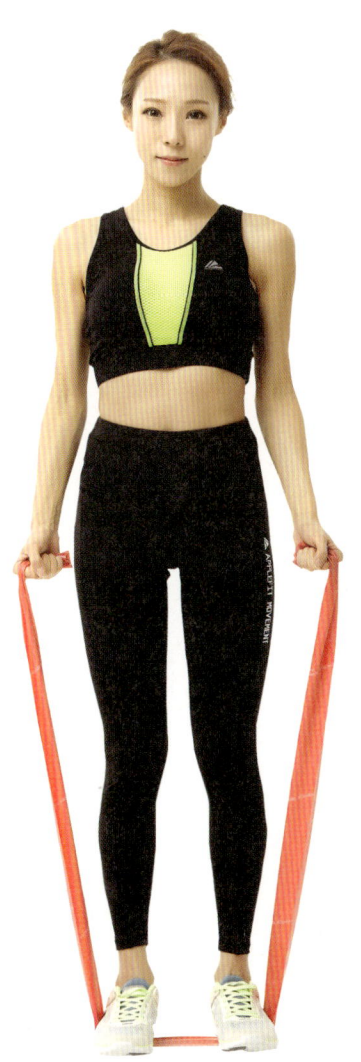

3 어깨를 고정한 상태로 숨을 내쉬면서 팔꿈치가 펴질 때까지 팔을 올린다.

4 숨을 들이마시면서 천천히 시작 자세로 돌아온다.

9 DAY

어깨 밴드 사이드 래터럴 레이즈

어깨에서 팔로 이어지는 라인이 탄탄해져요. 팔을 위로 들어 올릴 때 팔꿈치가 어깨보다 높이 올라가면 승모근까지 발달할 수 있으니 높이에 주의하며 실시하세요.

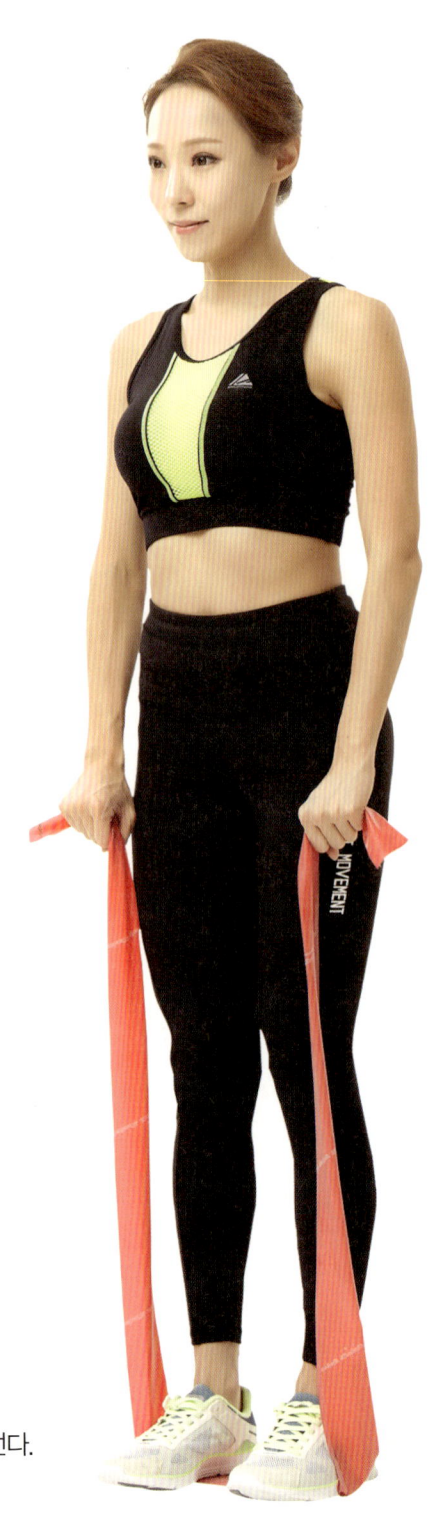

1 양손에 밴드를 잡은 뒤 밴드 중앙을 밟고 바르게 선다.

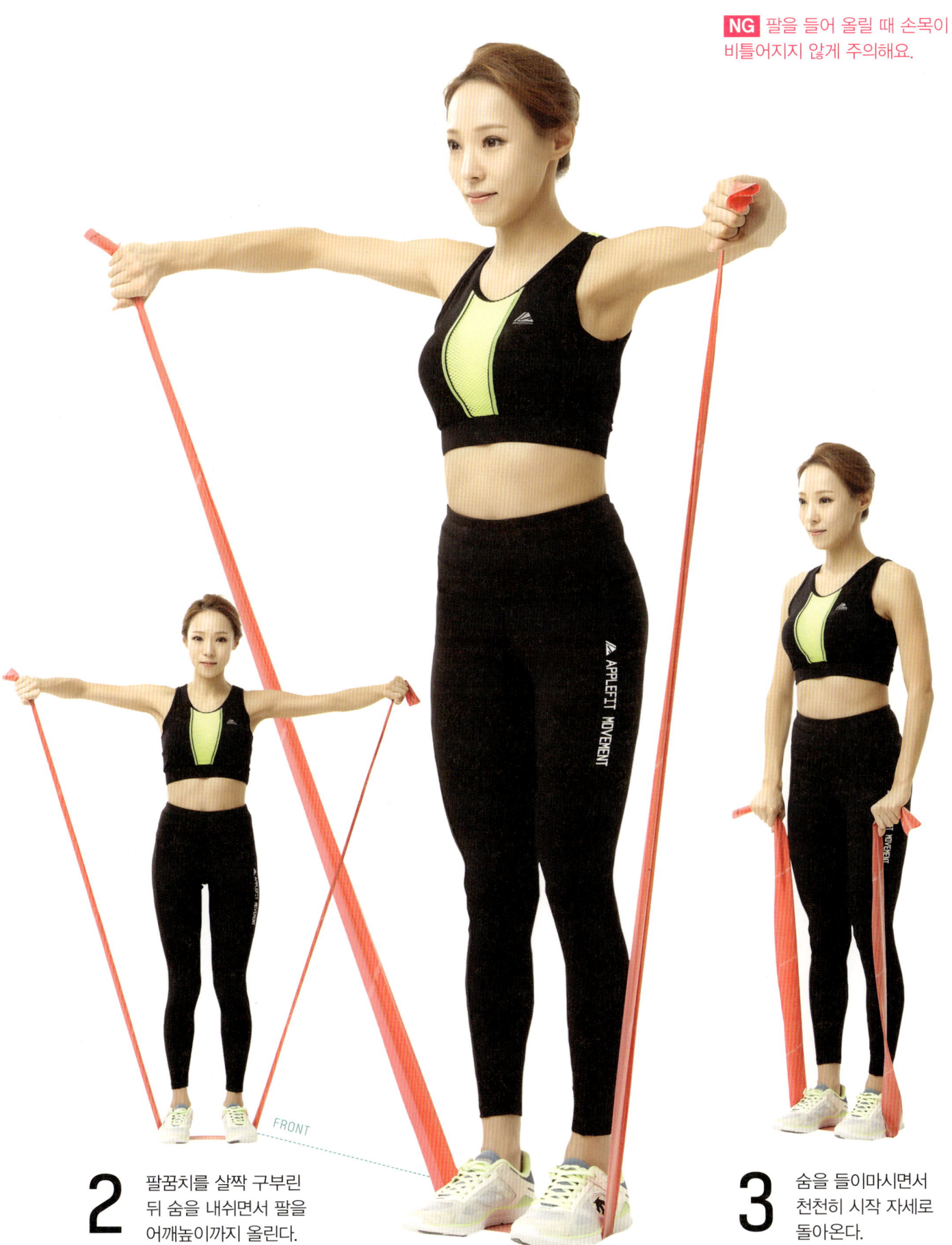

NG 팔을 들어 올릴 때 손목이 비틀어지지 않게 주의해요.

2 팔꿈치를 살짝 구부린 뒤 숨을 내쉬면서 팔을 어깨높이까지 올린다.

3 숨을 들이마시면서 천천히 시작 자세로 돌아온다.

어깨 운동

9 DAY

어깨 **밴드 프런트 레이즈**

전면 삼각근을 자극해 군살 없는 쇄골 라인을 만드는 데 효과적이에요.
동작을 할 때 허리의 반동으로 밴드를 올리면 효과가 없어요.
어깨에 자극이 오더라도 어깨와 팔의 힘으로만 천천히 올렸다 내려요.

1 양손에 밴드를 잡은 뒤 밴드 중앙을 밟고 바르게 선다.

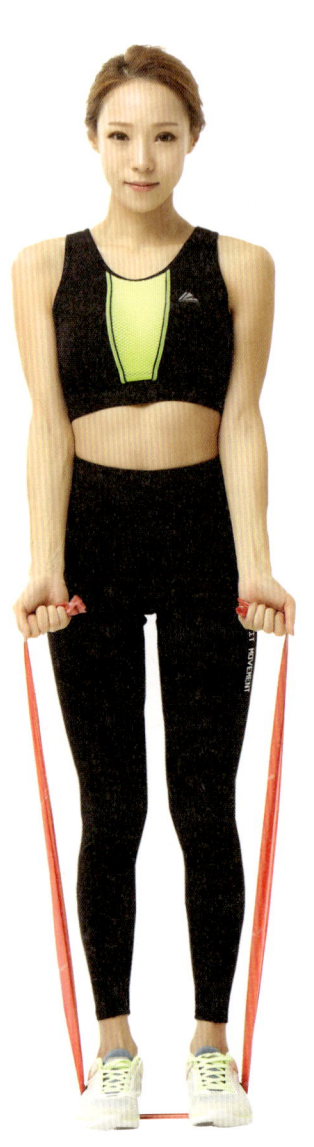

2 팔꿈치를 살짝 구부려 밴드를 앞으로 모은다.

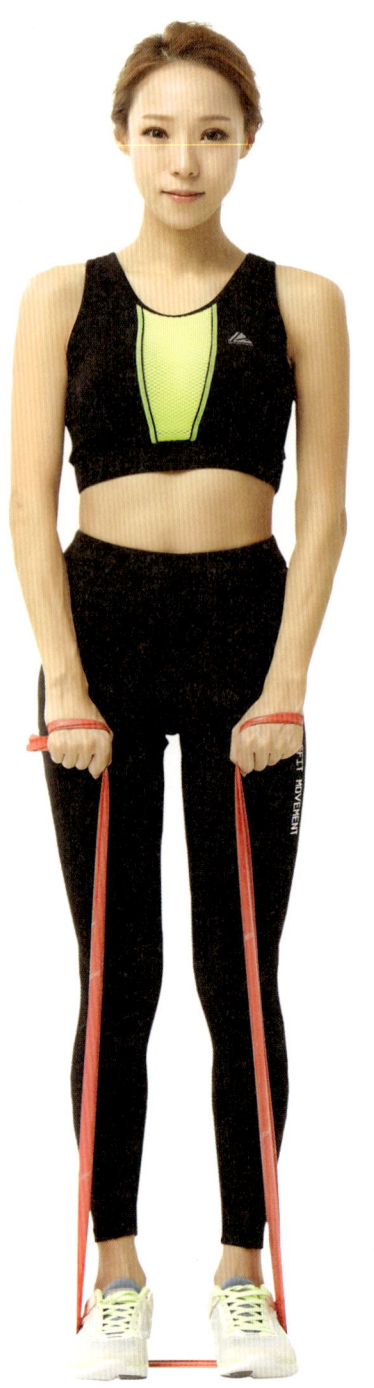

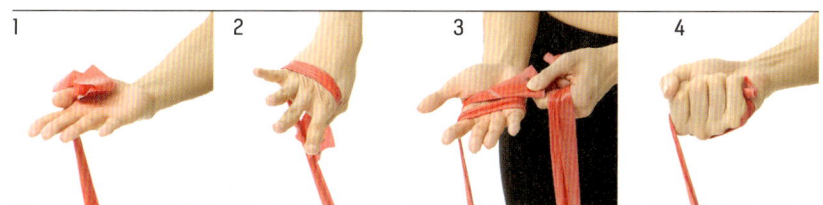

밴드 잡는 방법
엄지와 검지 손가락 사이에
밴드를 껴서 안으로 한 번 돌려 잡는다.

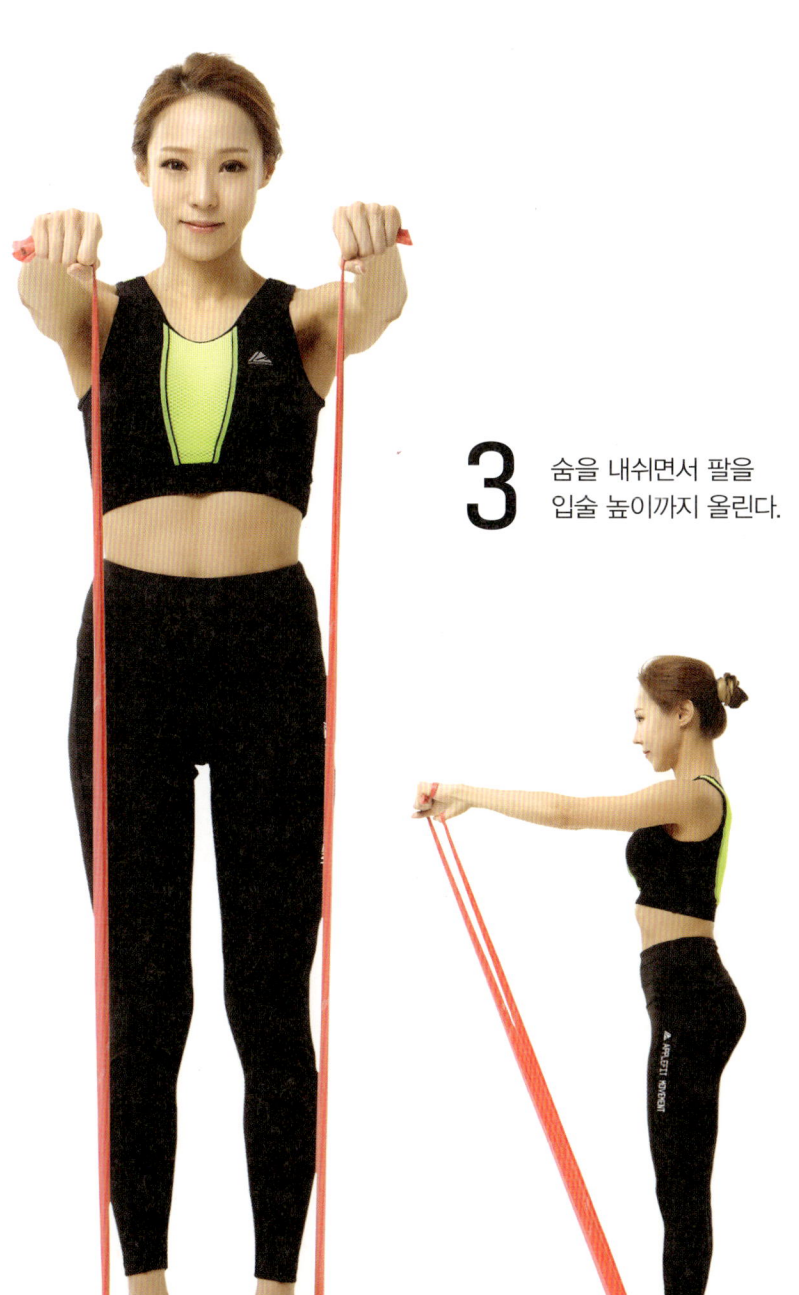

3 숨을 내쉬면서 팔을
입술 높이까지 올린다.

SIDE

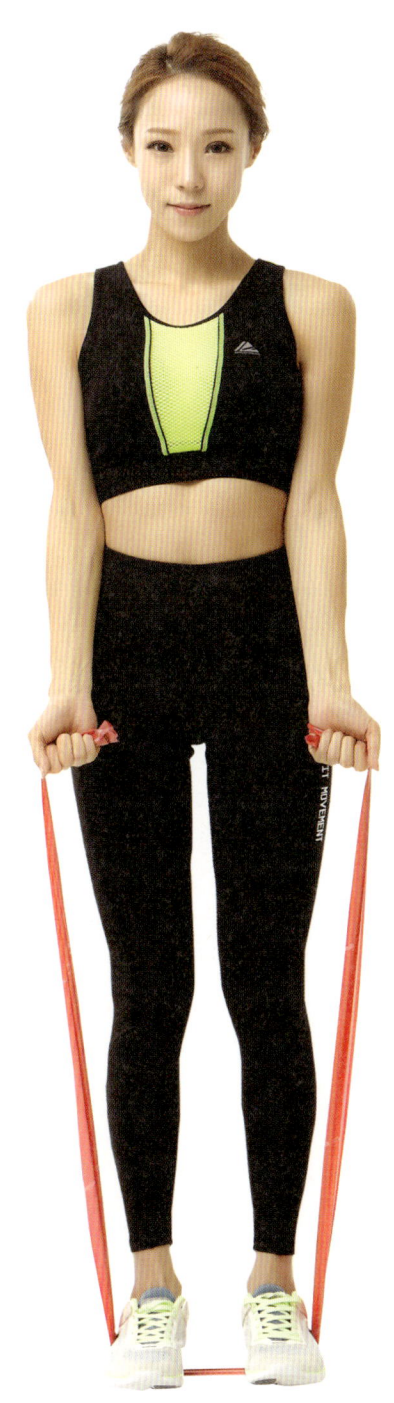

4 숨을 들이마시면서 천천히
시작 자세로 돌아온다.

어깨 운동

77

9 DAY

어깨 밴드 후면삼각근

어깨 뒤쪽의 후면 삼각근은 눈에 보이지 않아 관리가 소홀할 수 있어요.
팔꿈치만 접었다 펴는 게 아니라 어깨 뒤쪽의 근력을 사용해 팔을 들어 올려요.

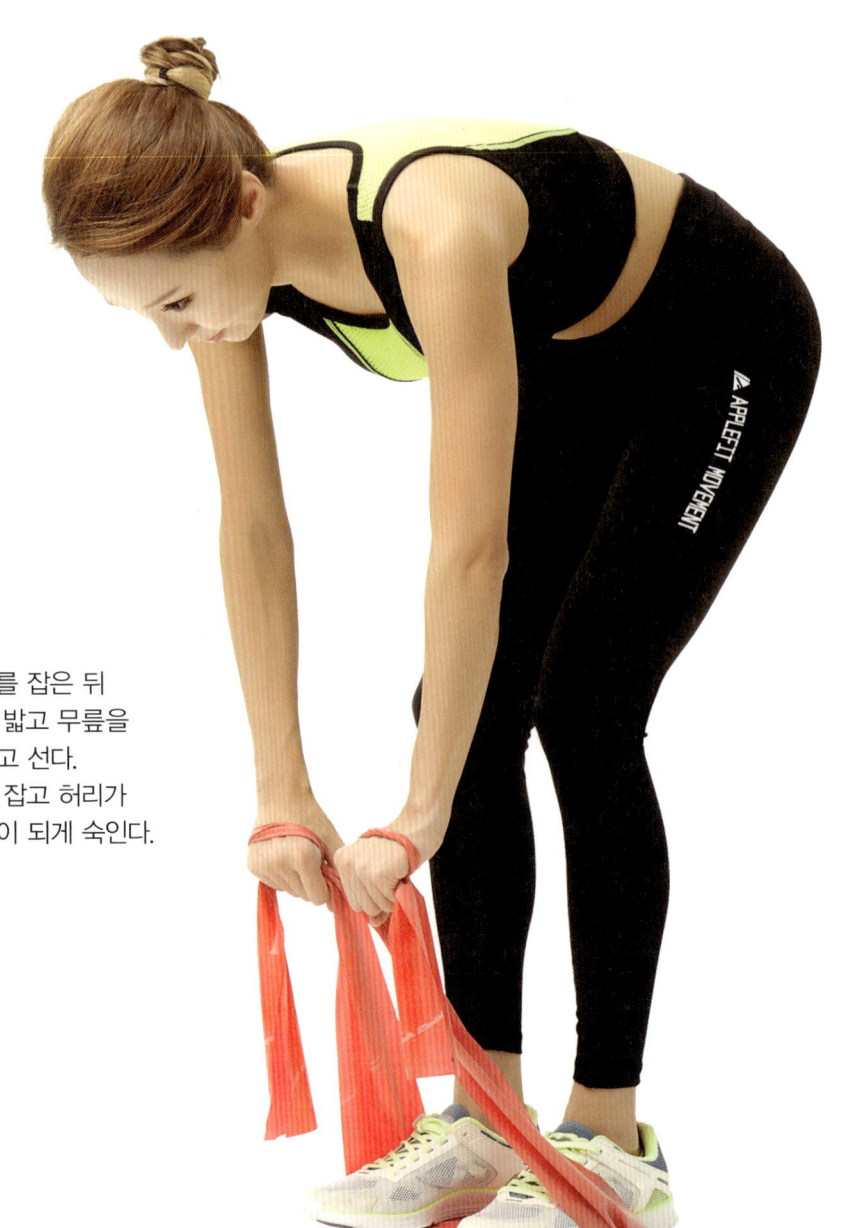

1 양손에 밴드를 잡은 뒤 밴드 중앙을 밟고 무릎을 살짝 구부리고 선다.
밴드를 짧게 잡고 허리가 바닥과 수평이 되게 숙인다.

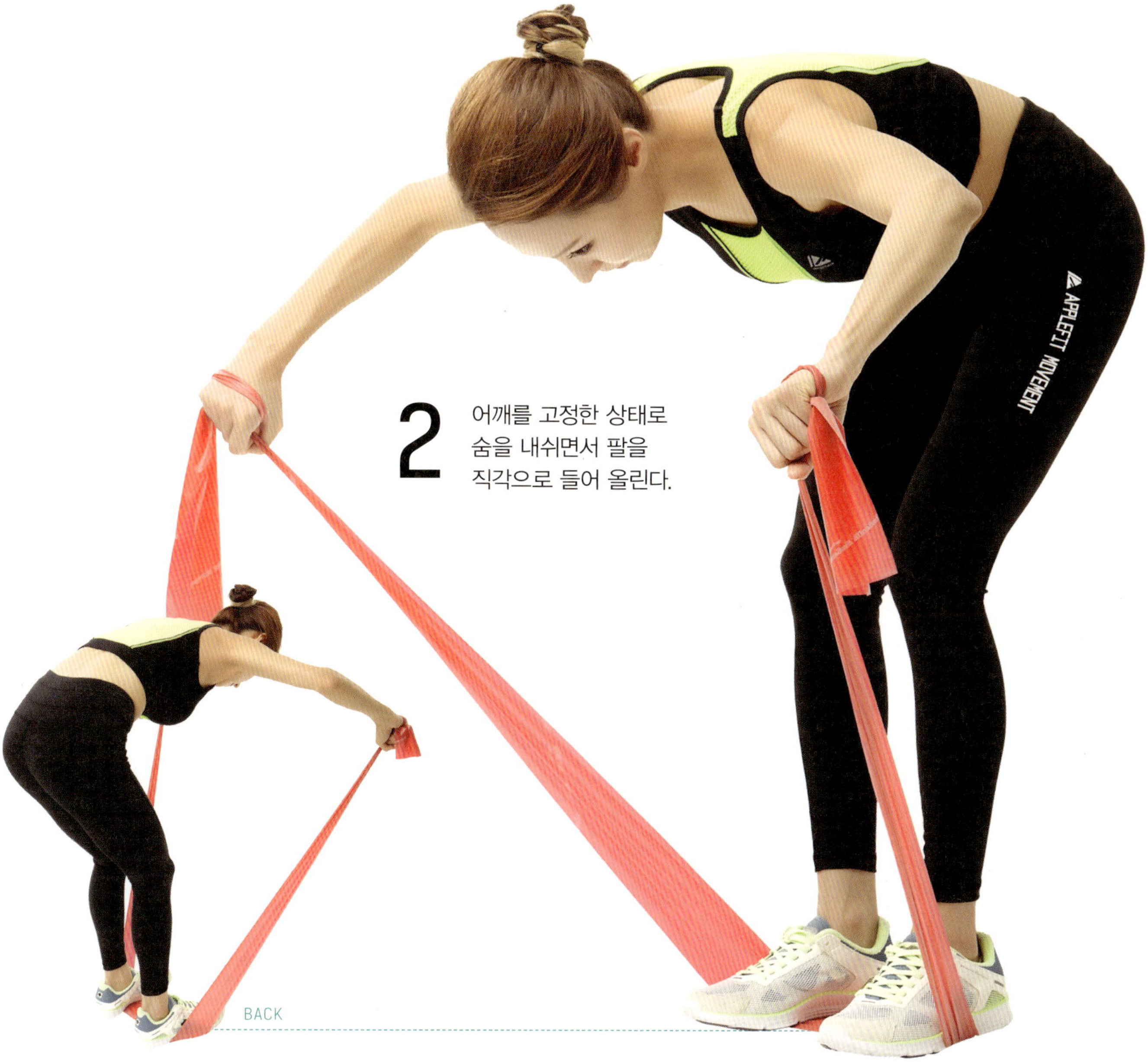

2 어깨를 고정한 상태로 숨을 내쉬면서 팔을 직각으로 들어 올린다.

BACK

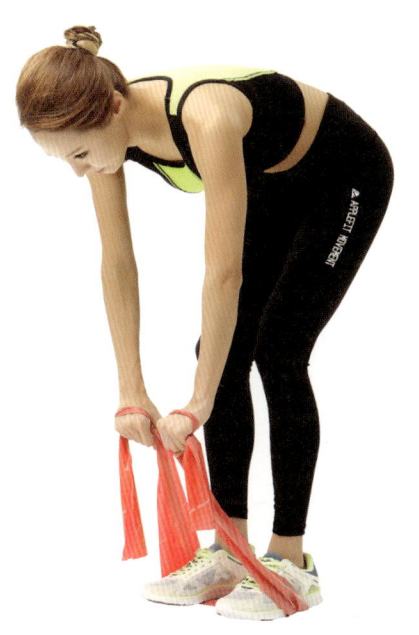

3 숨을 들이마시면서 천천히 시작 자세로 돌아온다.

어깨 운동

10 DAY

팔 **내로 밴드 컬**

밴드를 좁게 잡고 끌어올려 일명 '알통 근육'이라고 하는 상완이두근의 근력을 강화하고 근육의 크기를 키우는 팔 운동이에요.

1 밴드 끝부분을 밟고 선다. 밴드를 양손으로 어깨너비보다 좁게 잡은 뒤 손가락이 정면을 향하게 놓는다.

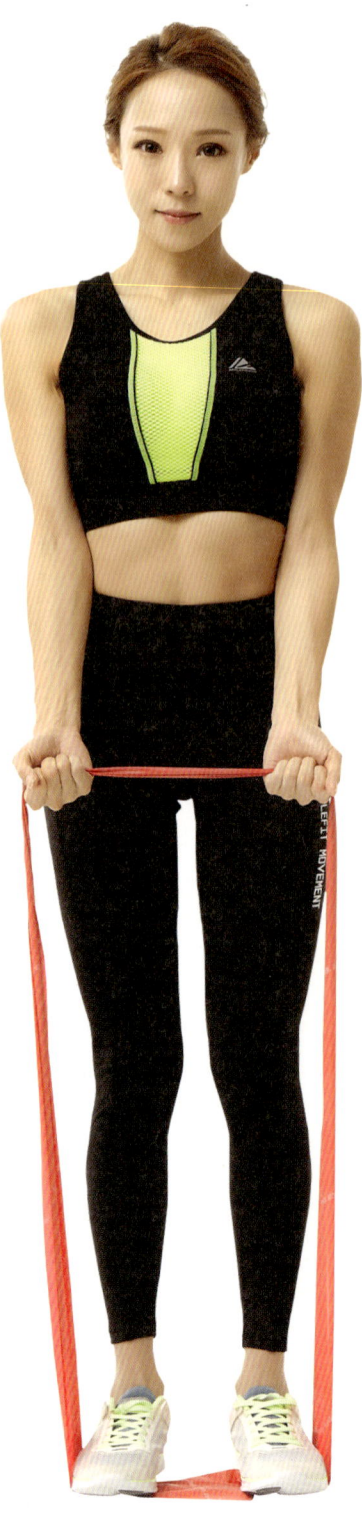

PLAN B

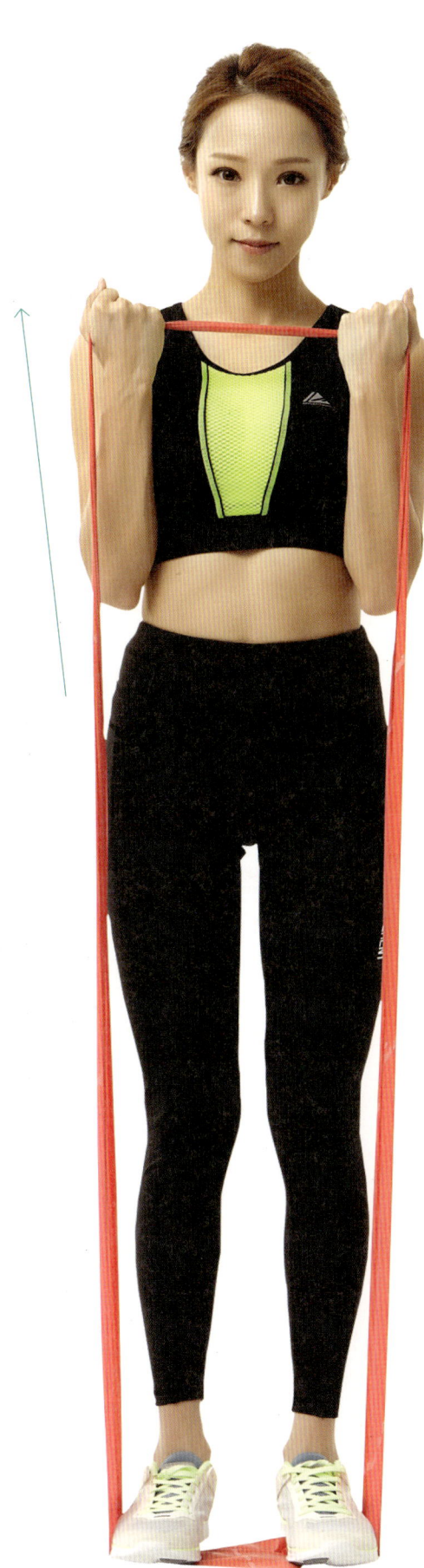

2 숨을 내쉬면서 엄지손가락이 어깨에 닿을 정도로 팔꿈치를 구부린다.

3 숨을 들이마시면서 천천히 시작 자세로 돌아온다.

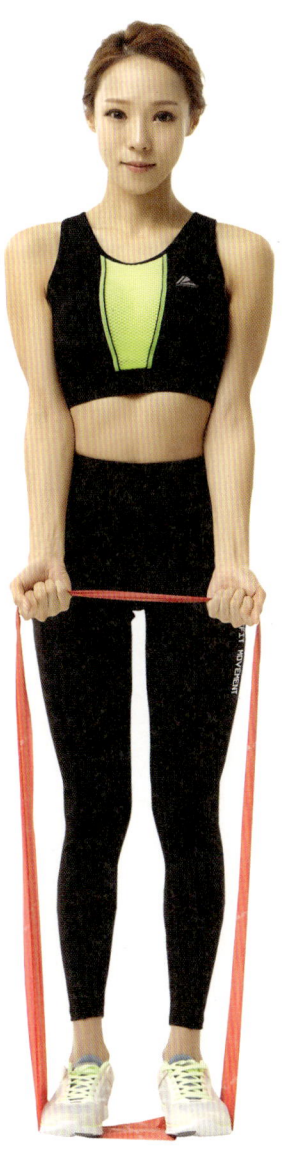

10 DAY

팔 **와이드 밴드 컬**

몸을 바른 자세로 고정한 뒤 밴드를 넓게 잡고 끌어 올리는 동작.
팔 바깥쪽 근육을 자극해 군살을 제거하고 탄력을 줘요.

1 밴드 끝부분을 밟고 선다.
밴드를 양손으로 어깨너비보다
넓게 잡은 뒤 손가락이
정면을 향하게 놓는다.

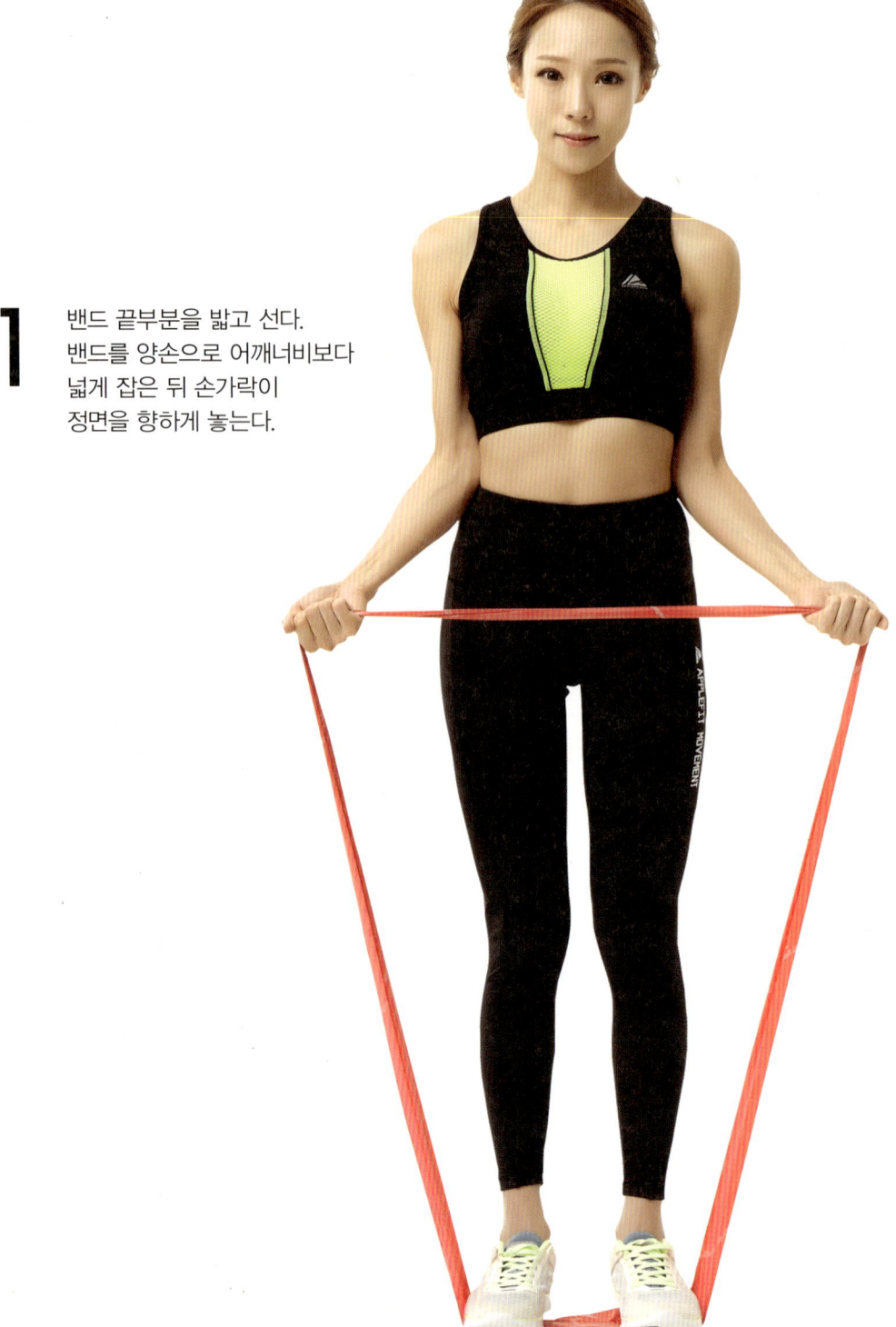

PLAN B

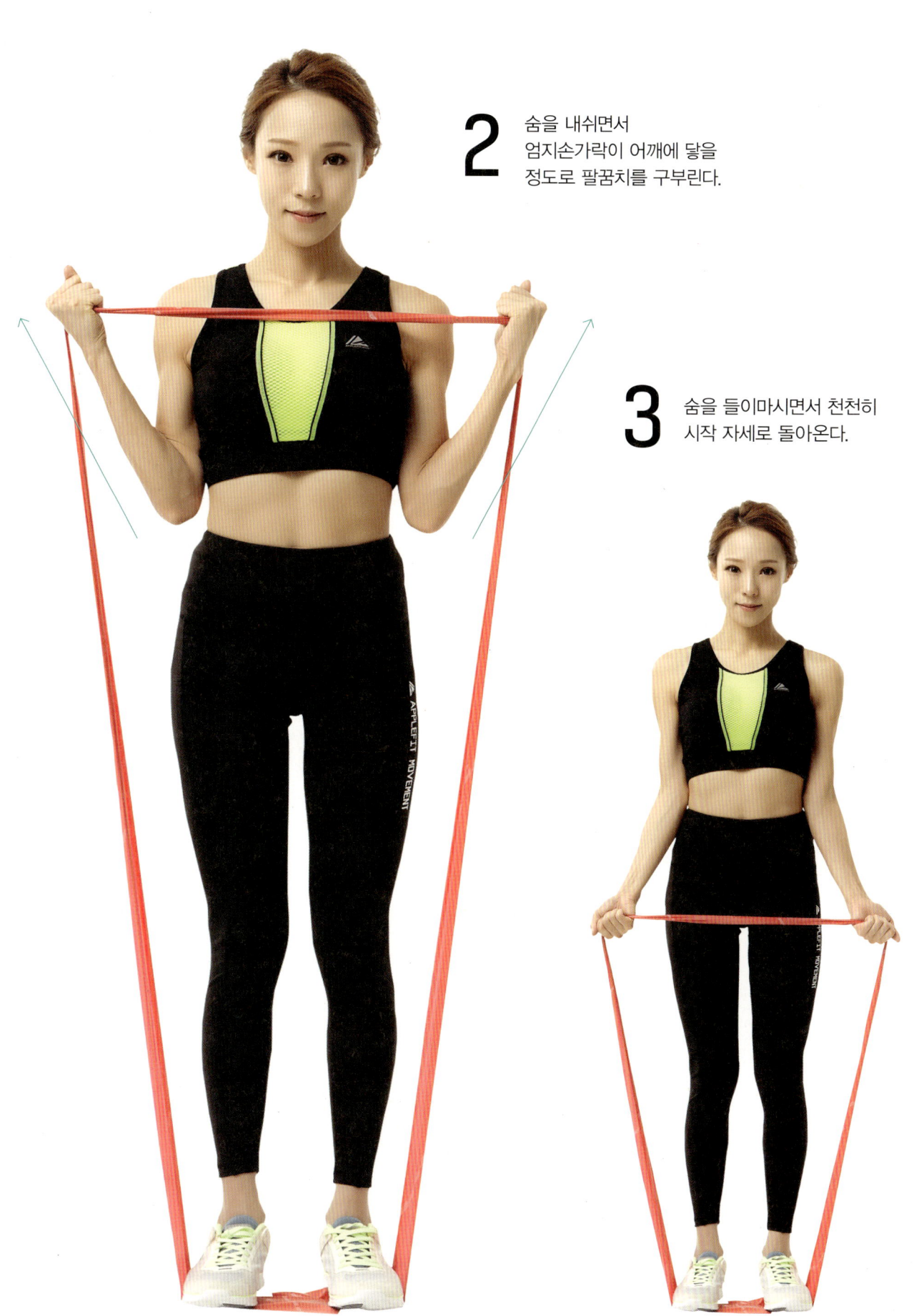

2 숨을 내쉬면서 엄지손가락이 어깨에 닿을 정도로 팔꿈치를 구부린다.

3 숨을 들이마시면서 천천히 시작 자세로 돌아온다.

10 DAY

팔 **트라이셉스 익스텐션**

팔 뒤쪽의 삼두근을 자극해 팔뚝살을 쥐어짜듯 밴드를 끌어 올려요.
지방을 빼고 탄력을 더할 수 있어요.

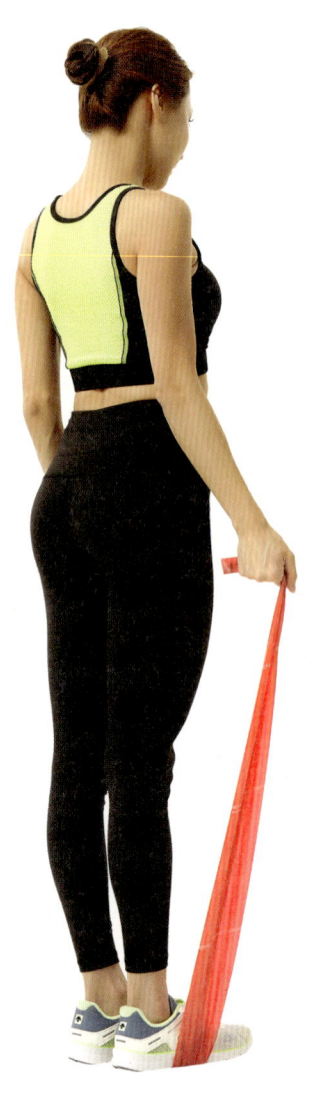

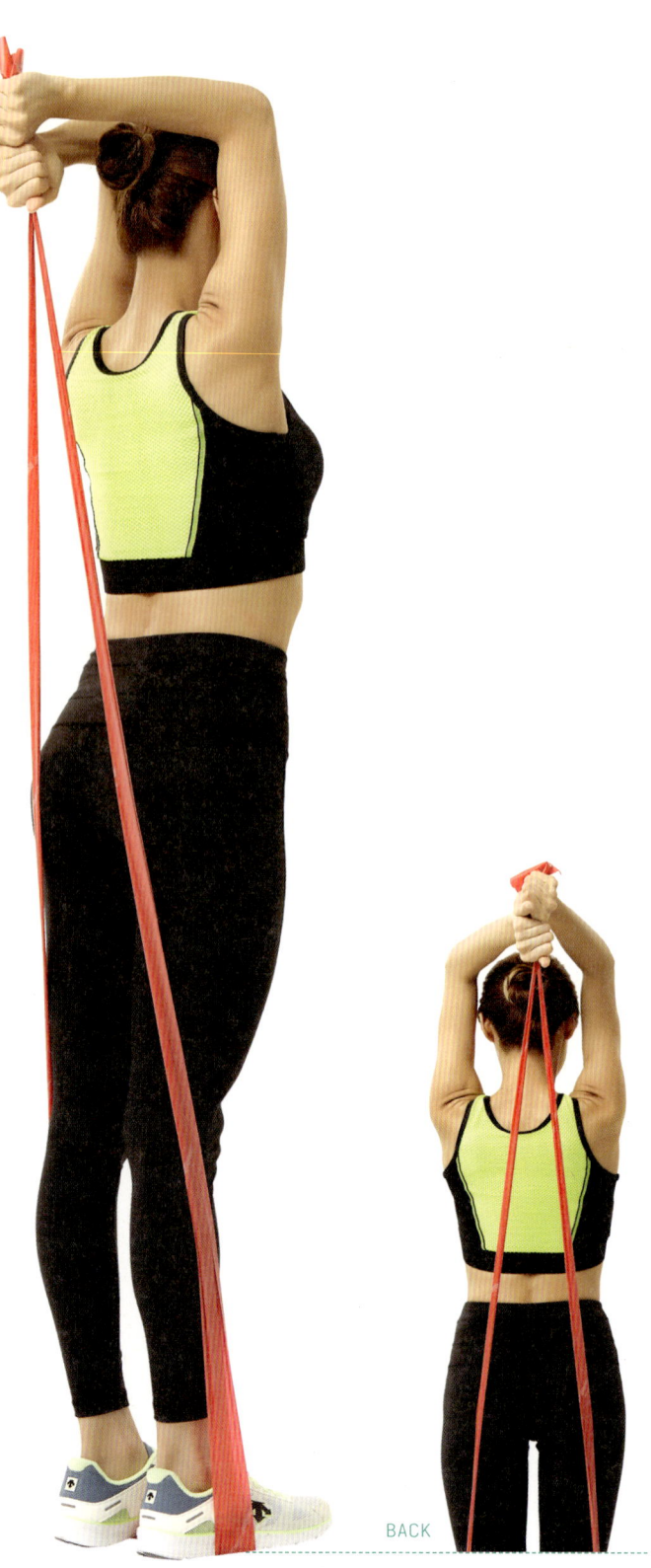

1 양손에 밴드를 잡은 뒤 밴드 중앙을 밟고 다리를 붙이고 선다.

2 밴드를 뒤로 잡고 팔꿈치를 직각으로 구부린 상태에서 팔뚝이 몸통과 일직선이 되게 올린다.

PLAN B

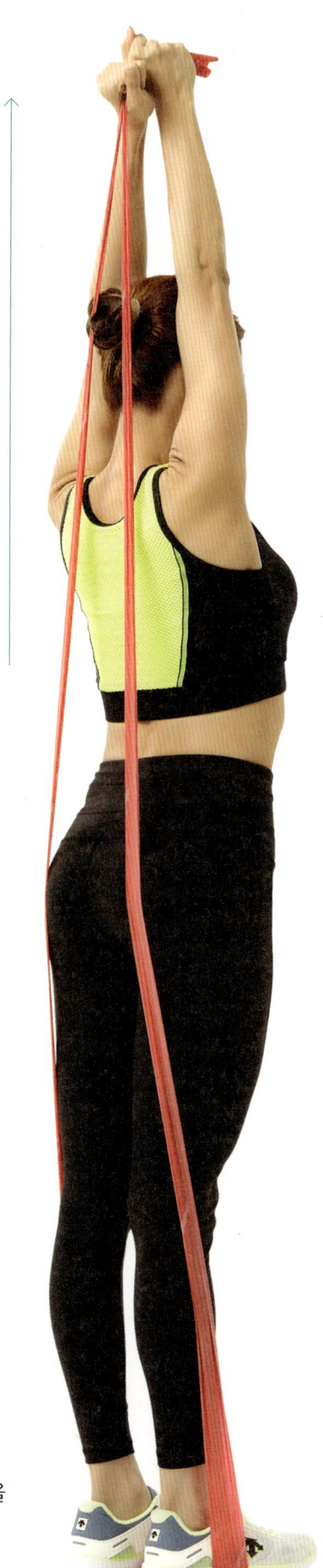
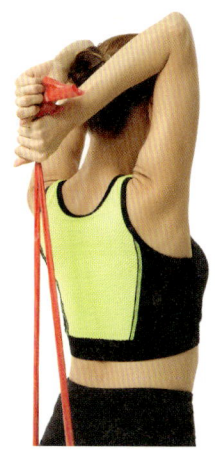
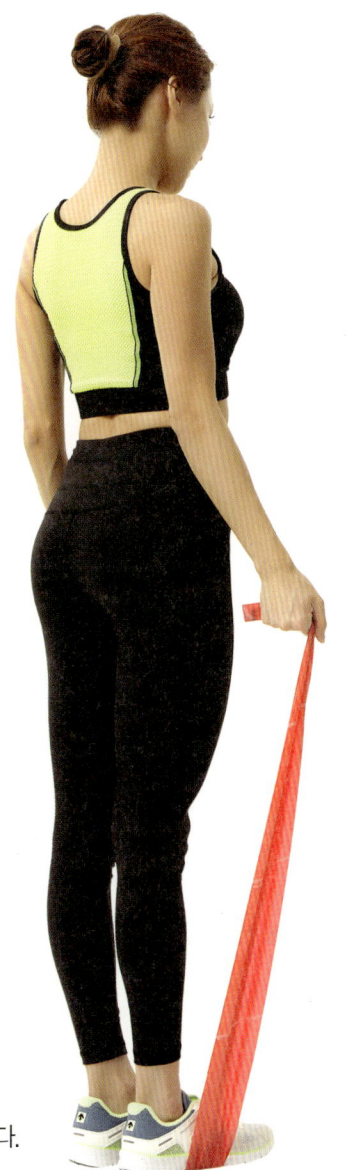

NG 팔꿈치는 직각을 유지해요.

3 숨을 내쉬면서 팔뚝 뒤쪽에 힘을 실어 팔꿈치를 천천히 편다.

4 숨을 들이마시면서 천천히 시작 자세로 돌아온다.

팔 운동

10 DAY

팔 라잉 트라이셉스 익스텐션

평소 사용이 적은 팔 뒤쪽 상완삼두근을 자극해요.
호흡에 신경 쓰며 덤벨을 천천히 들어 올리는 게 포인트!

1 양손에 덤벨을 잡고 바닥에 누워 무릎을 세운다.

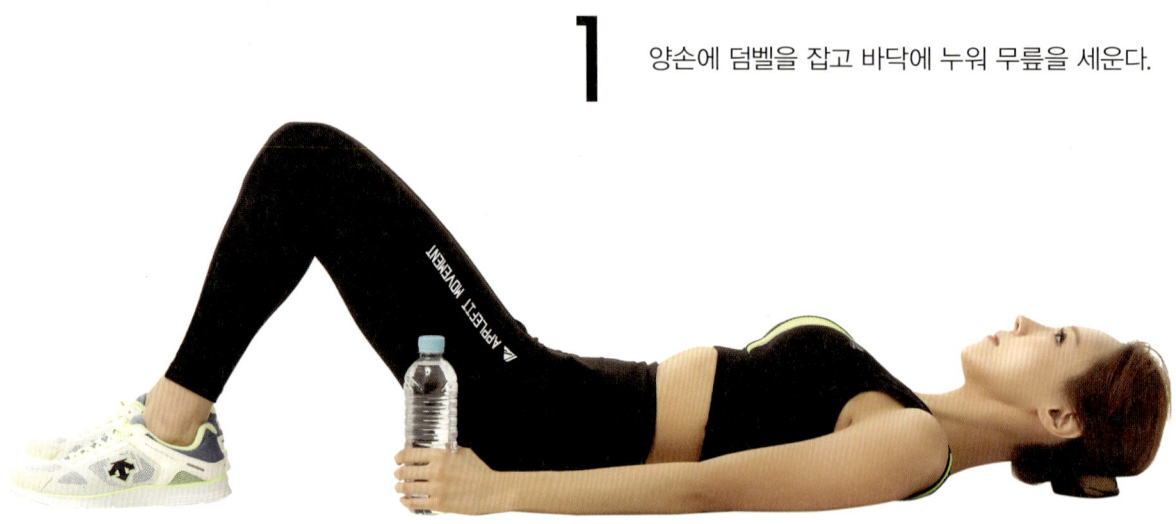

2 팔꿈치를 살짝 접어 팔을 머리까지 들어 올린다.

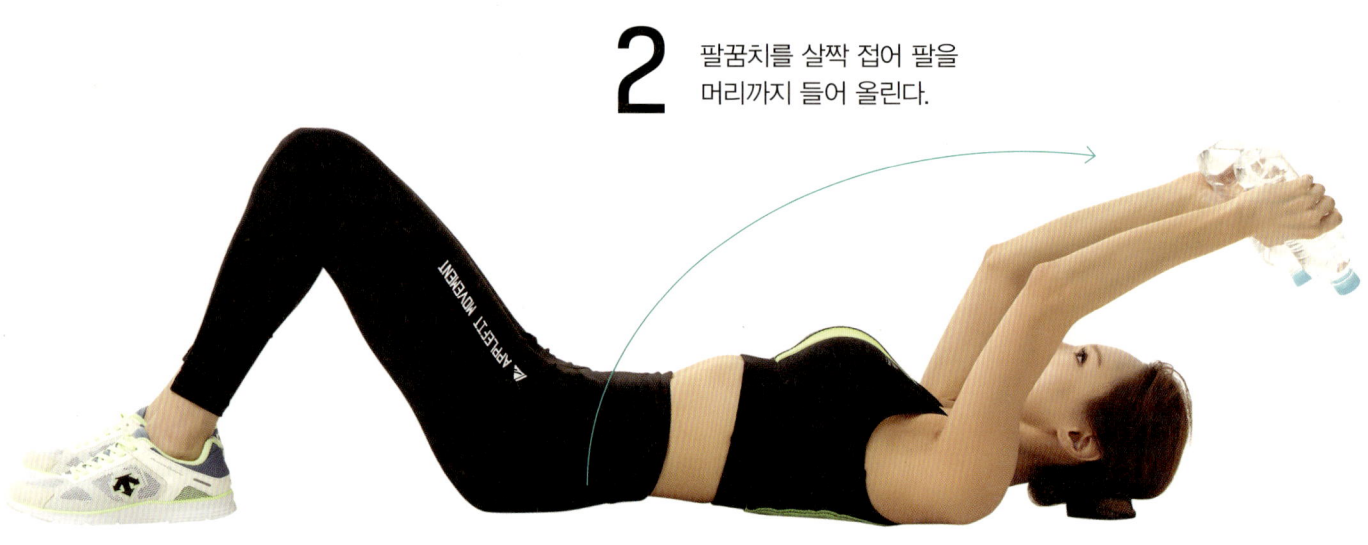

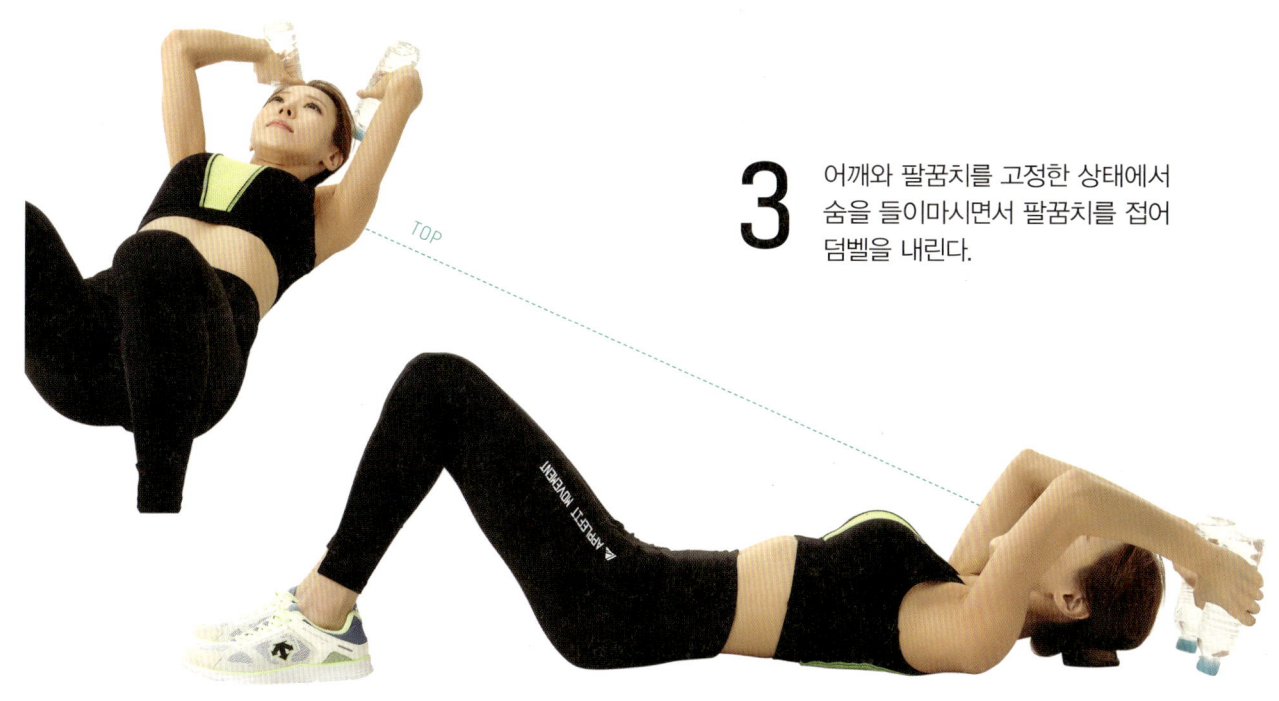

3 어깨와 팔꿈치를 고정한 상태에서 숨을 들이마시면서 팔꿈치를 접어 덤벨을 내린다.

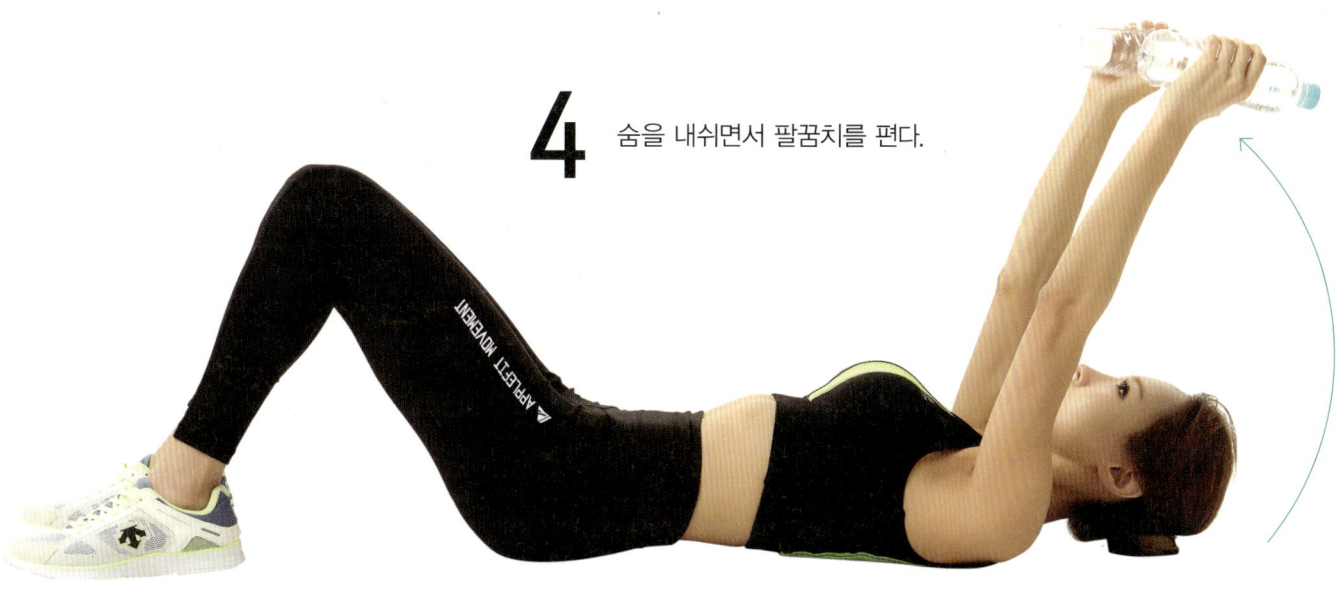

4 숨을 내쉬면서 팔꿈치를 편다.

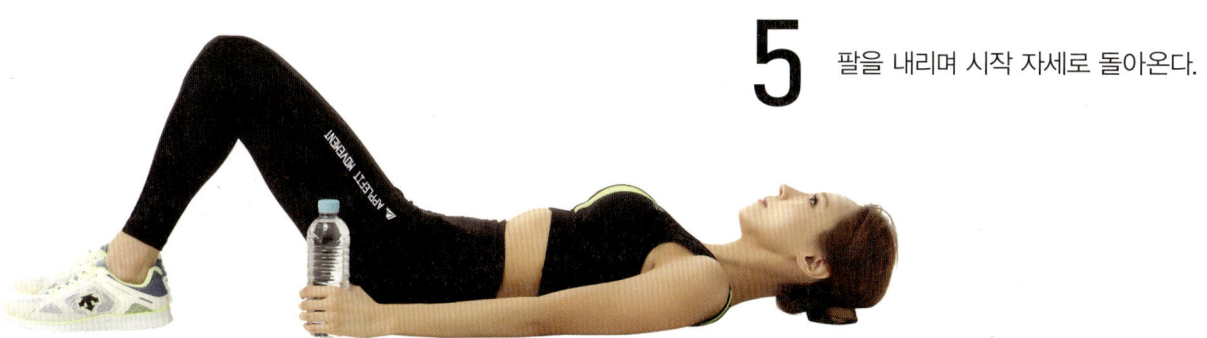

5 팔을 내리며 시작 자세로 돌아온다.

11 DAY

등 밴드 로

등의 넓은 근육인 광배근을 중심으로 어깨 삼각근, 어깨와 뒷목을 연결하는 승모근을 골고루 자극해 목과 등은 물론 어깨 라인까지 깔끔하게 다듬어줘요.

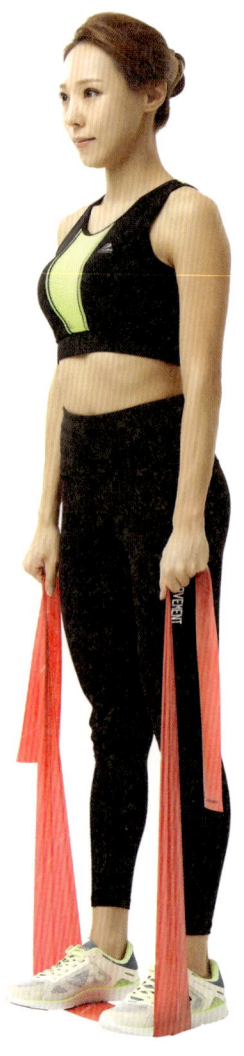

1 밴드 중앙을 밟고 선 뒤 양손으로 밴드 중간을 잡는다.

2 숨을 들이마시면서 엉덩이를 뒤로 빼고 상체를 숙이며 무릎을 살짝 구부린다. 이때 허리를 구부리지 않도록 한다.

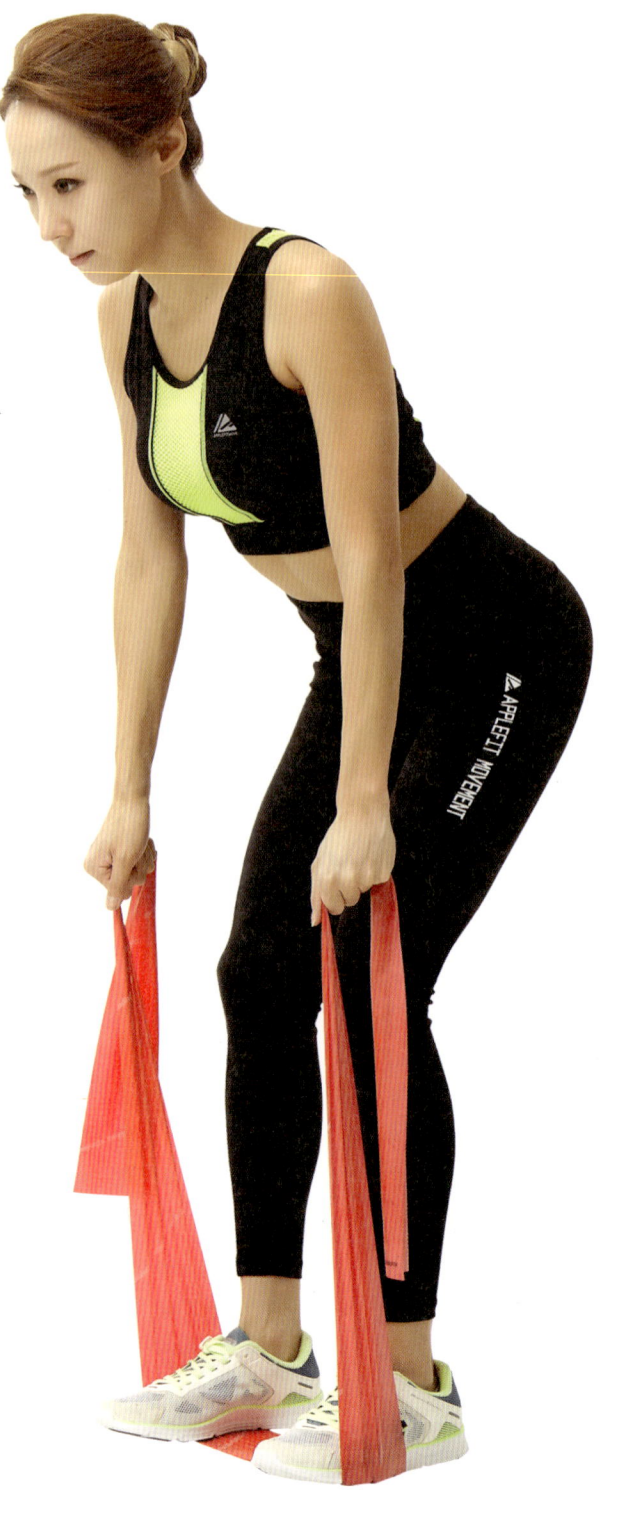

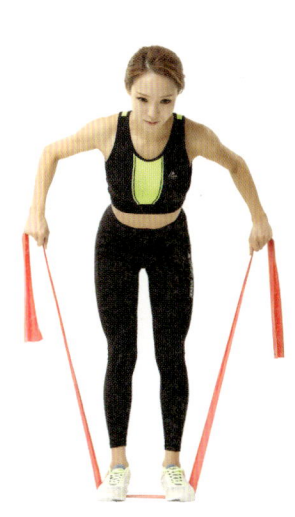

NG 팔이 벌어지지 않아야 등 근육에 자극을 줄 수 있어요.

3 숨을 내쉬면서 팔꿈치를 직각으로 접으며 밴드를 당긴다.

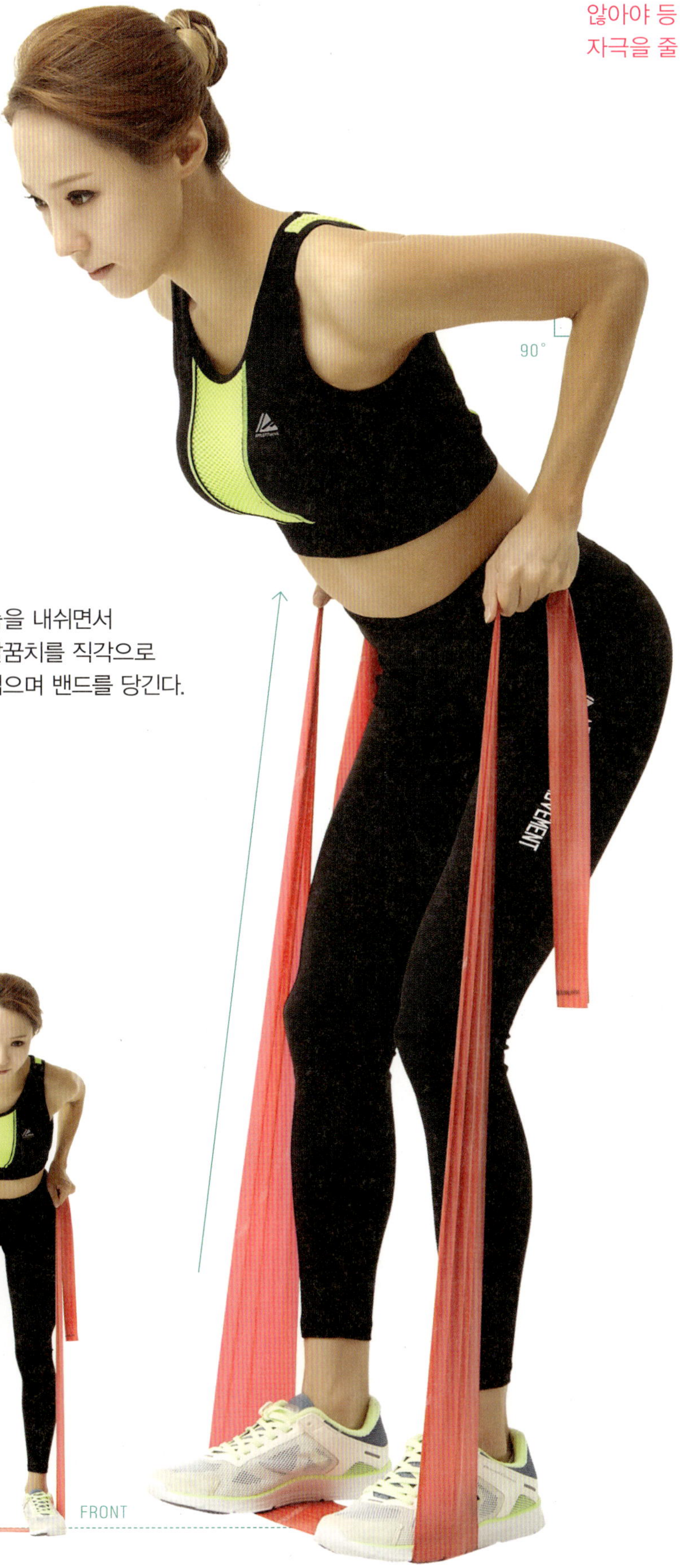

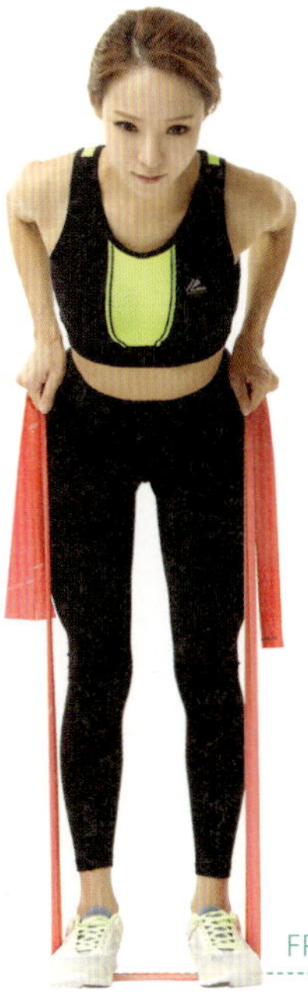

4 숨을 들이마시면서 팔을 천천히 내린다.

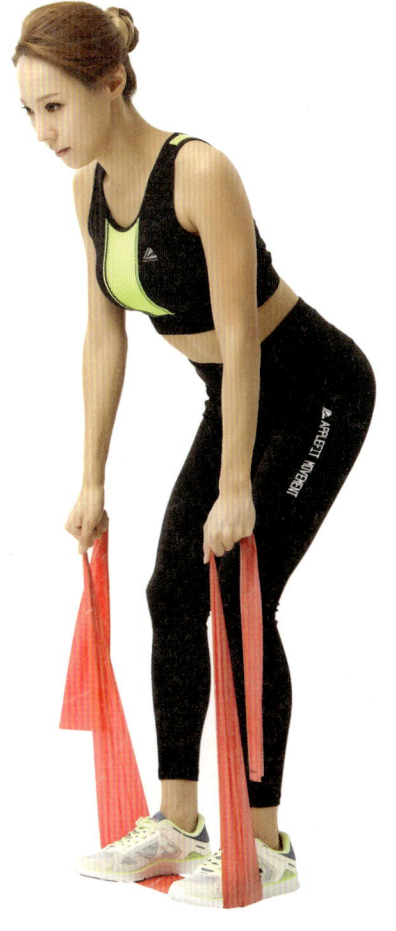

11 DAY

등 시티드 밴드

섬세한 등 근육을 만드는 데 효과적인 운동이에요. 가슴과 허리를 바르게 펴서 앉은 뒤 밴드를 당겨요. 익숙해지면 밴드를 짧게 잡고 점차 강도를 높여요. 군살 없는 섹시한 등 라인을 만들 수 있어요.

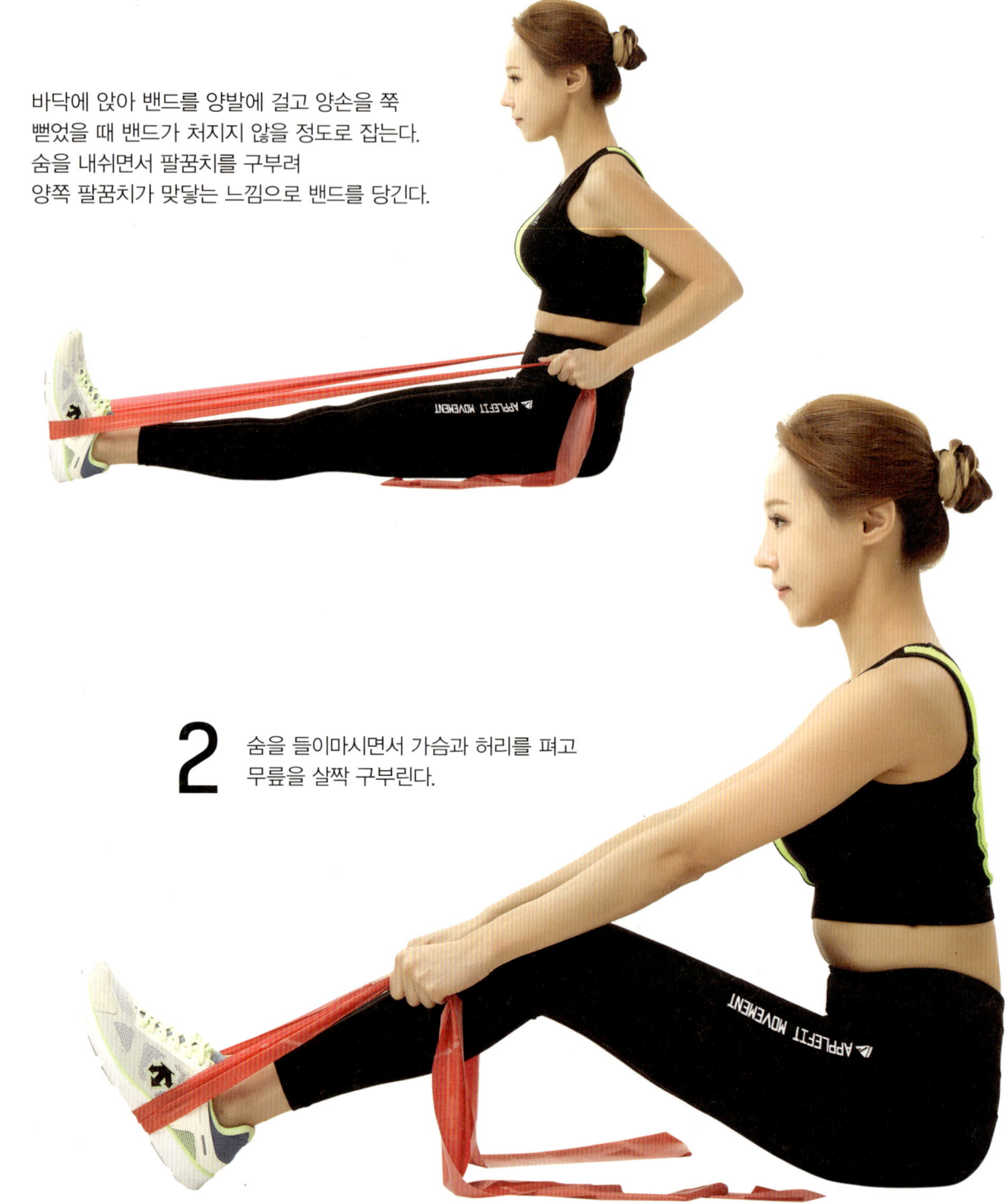

1 바닥에 앉아 밴드를 양발에 걸고 양손을 쭉 뻗었을 때 밴드가 처지지 않을 정도로 잡는다. 숨을 내쉬면서 팔꿈치를 구부려 양쪽 팔꿈치가 맞닿는 느낌으로 밴드를 당긴다.

2 숨을 들이마시면서 가슴과 허리를 펴고 무릎을 살짝 구부린다.

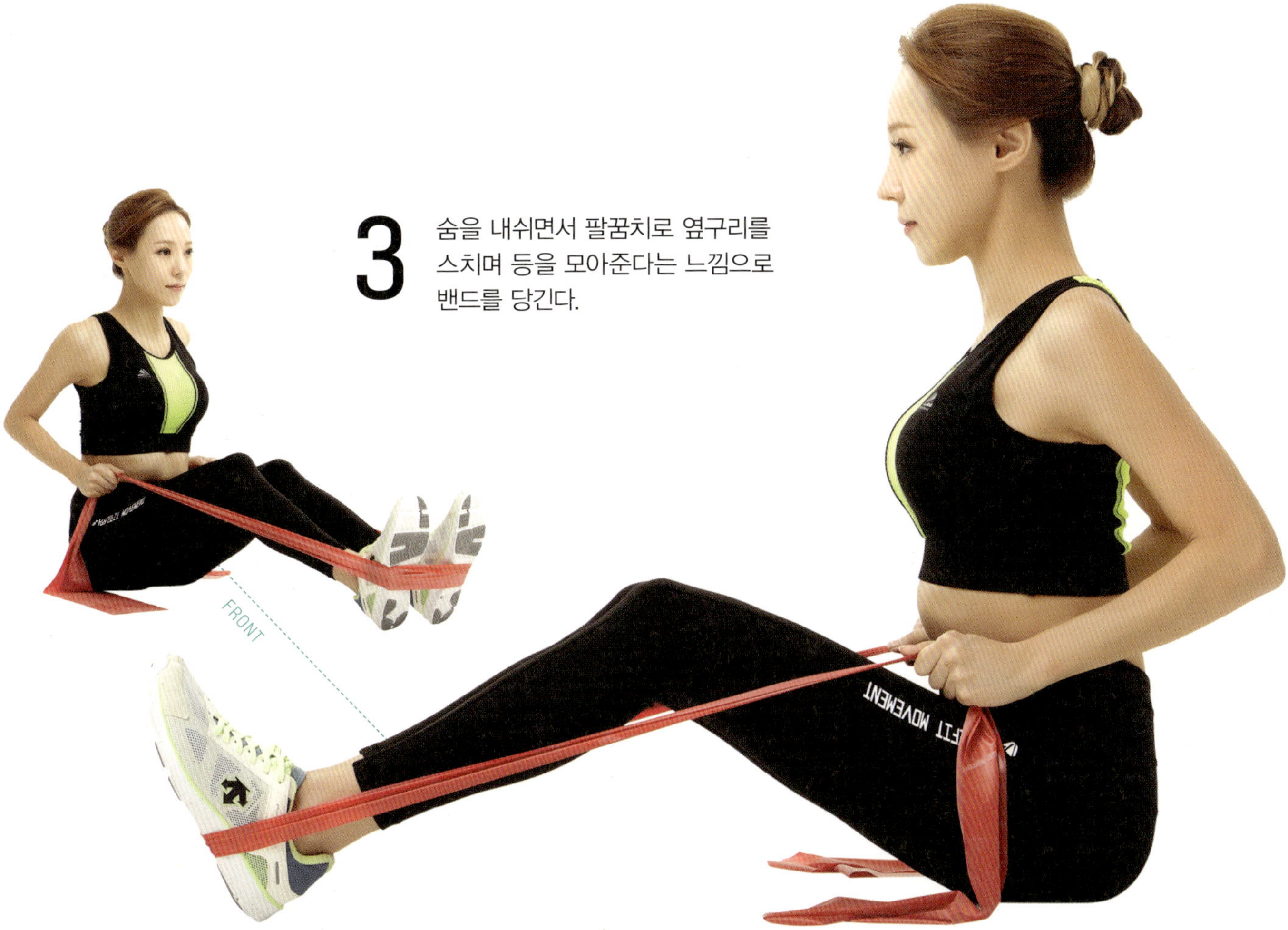

3 숨을 내쉬면서 팔꿈치로 옆구리를 스치며 등을 모아준다는 느낌으로 밴드를 당긴다.

4 숨을 들이마시면서 팔을 내리고 시작 자세로 돌아온다.

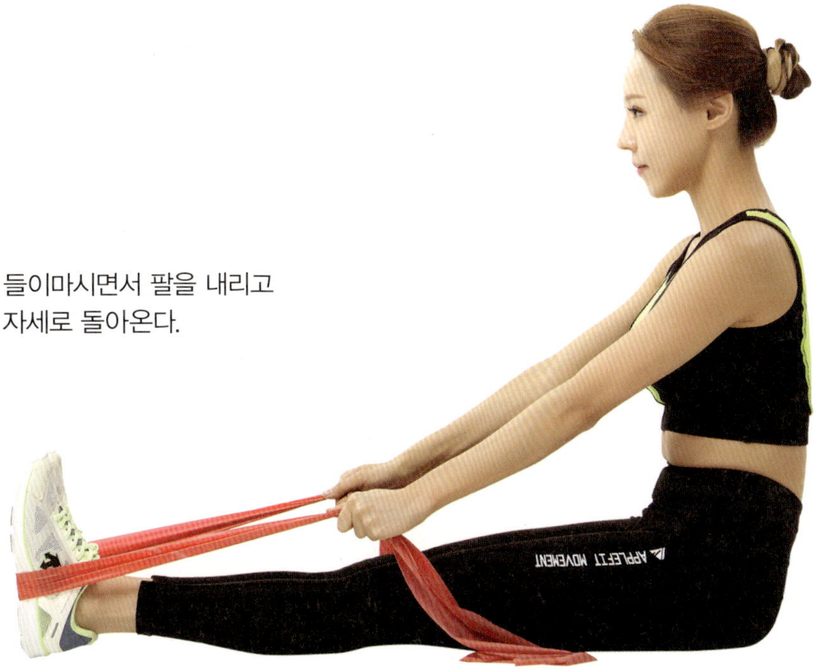

12 DAY
가슴 니 푸시업(기본 넓이)

무릎만 바닥에 고정한 뒤 상체를 내렸다 올려요. 가슴에 더 강한 자극을 주고 전신에 긴장감을 더해요.

1 엎드려 무릎을 구부리고 양팔을 어깨너비로 벌려 바닥을 짚는다. 무릎을 모아 구부린 뒤 발을 꼬아 뒤꿈치가 엉덩이 앞에 오도록 든다.

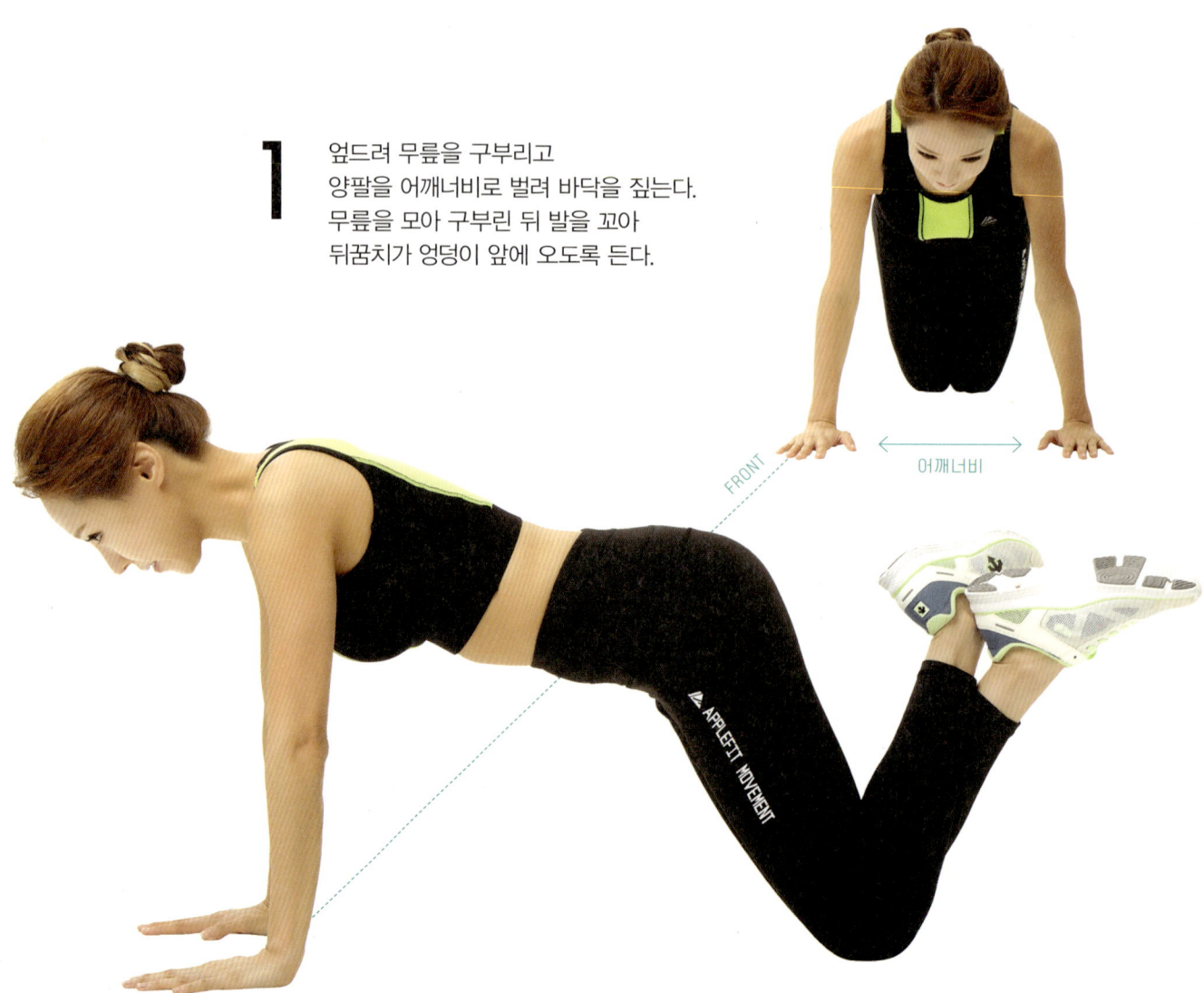

PLAN B

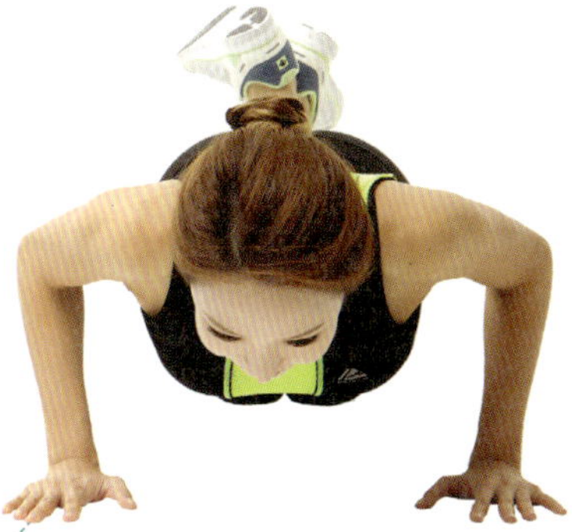

2 숨을 들이마시면서 가슴이 바닥에
가까워질 정도로 팔꿈치를 구부린다.

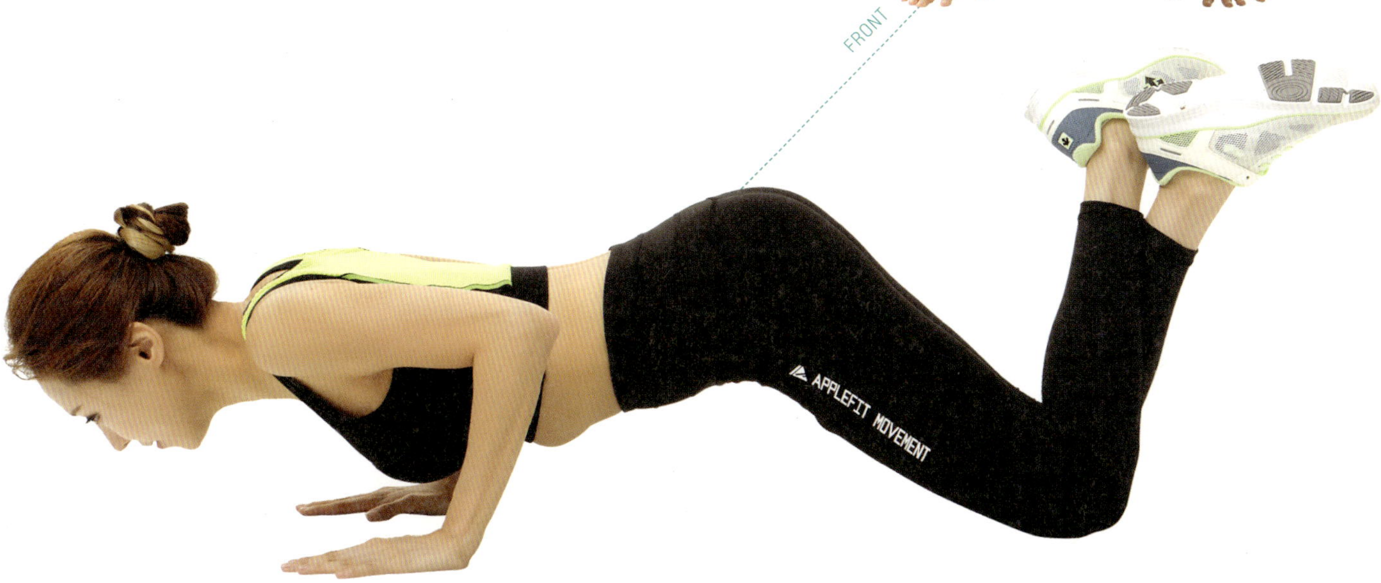

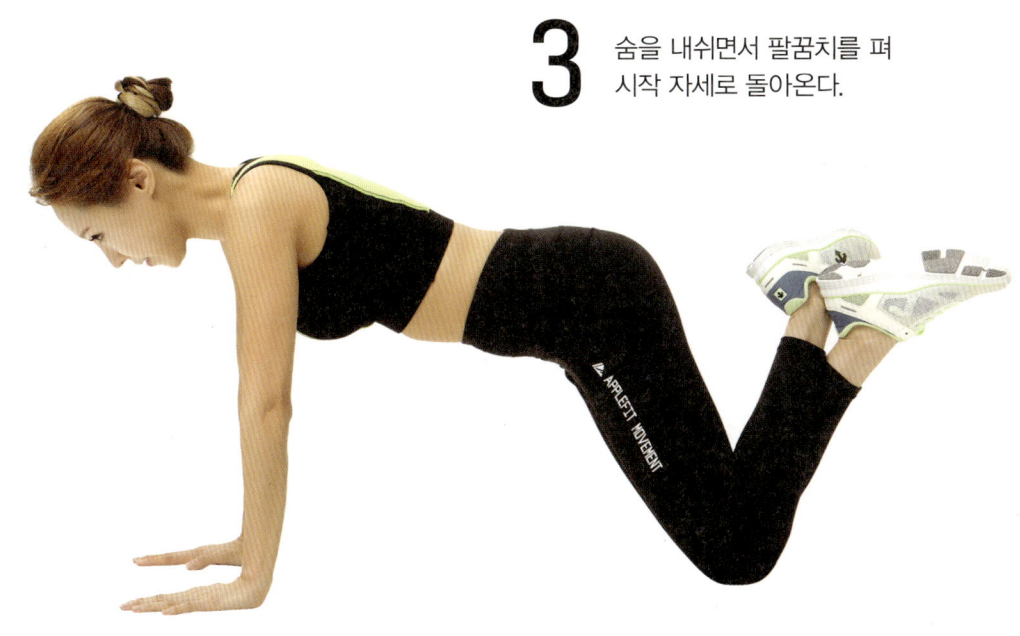

3 숨을 내쉬면서 팔꿈치를 펴
시작 자세로 돌아온다.

가슴 운동

12 DAY

가슴 내로 푸시업

손을 안쪽으로 모아 푸시업하는 동작. 가슴 안쪽 근육과 삼두근을 자극해
탄력 있는 가슴 라인을 만드는 데 효과적이에요.

1 엎드려 무릎을 구부리고 양팔을
어깨너비보다 좁게 벌려 바닥을 짚는다.
무릎을 모아 구부린 뒤 발을 꼬아
뒤꿈치가 엉덩이 앞에 오도록 든다.

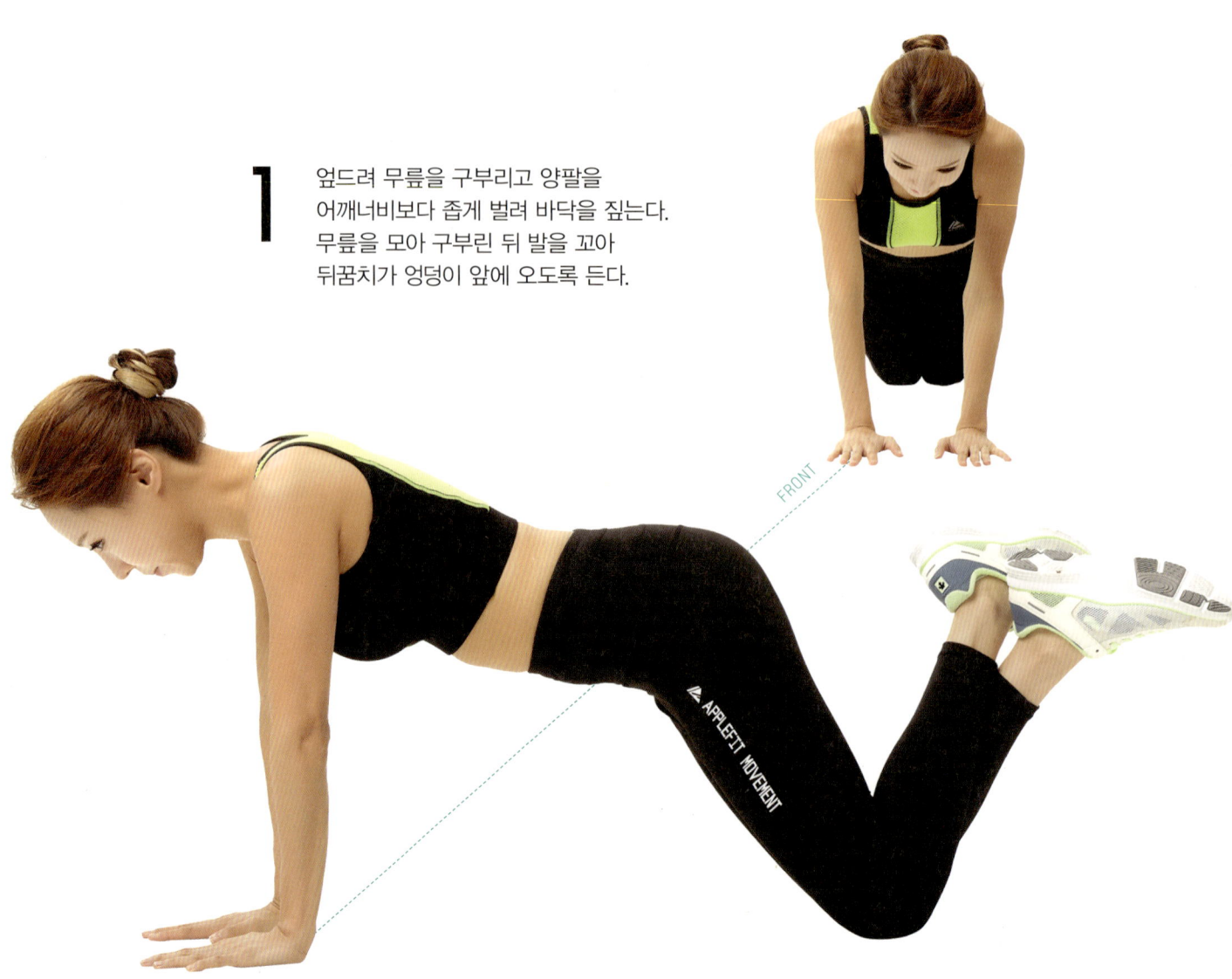

2 숨을 들이마시면서 가슴이 바닥에 가까워질 정도로 팔꿈치를 구부린다.

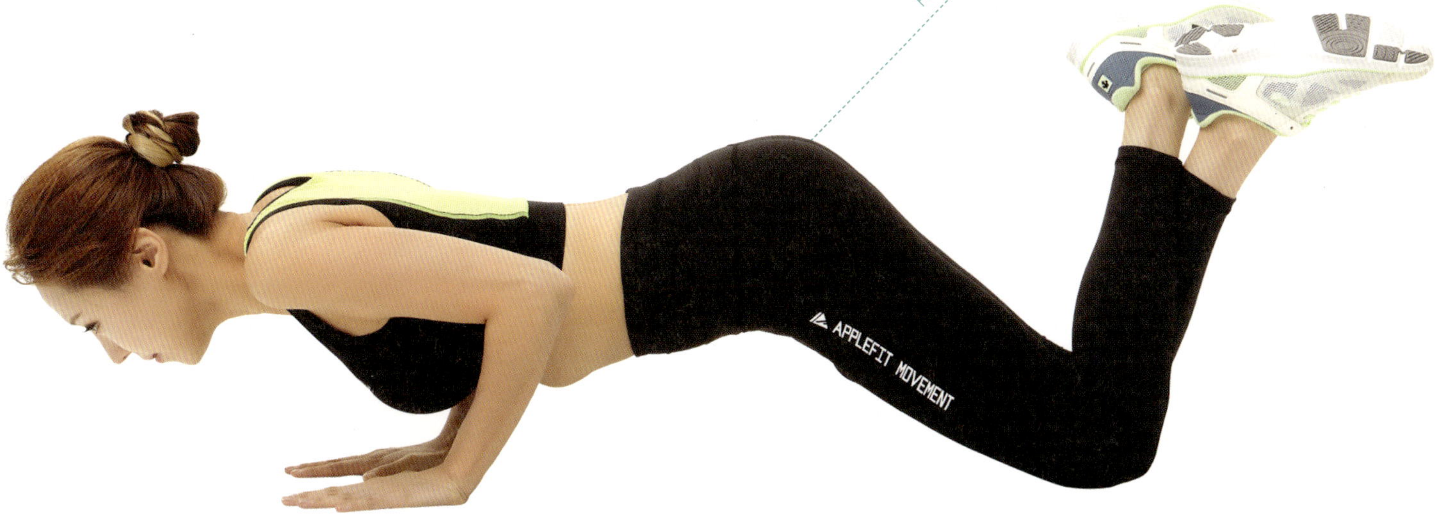

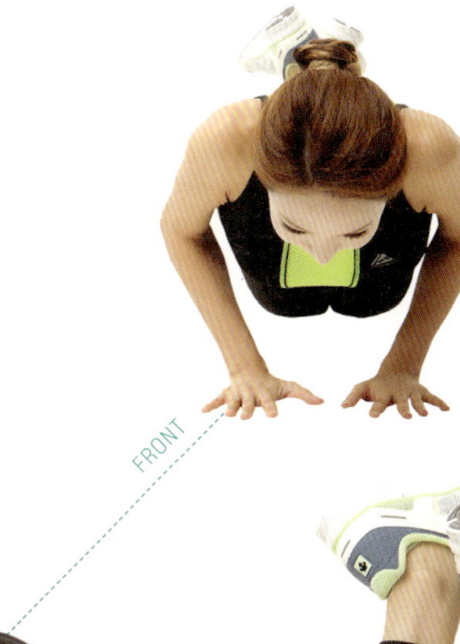

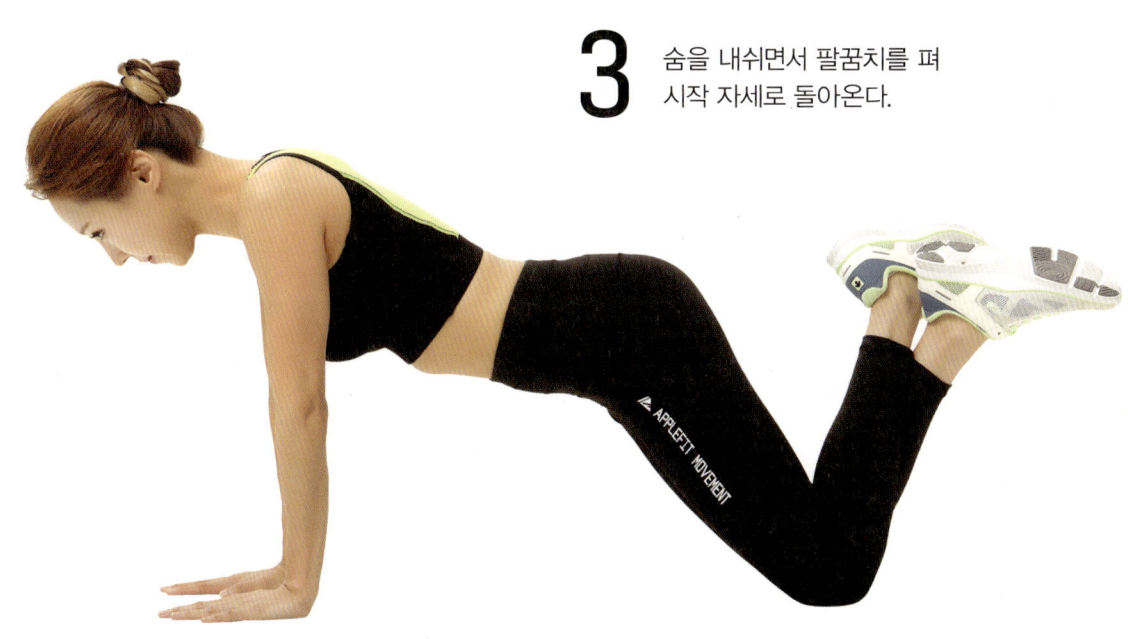

3 숨을 내쉬면서 팔꿈치를 펴 시작 자세로 돌아온다.

12 DAY

가슴 와이드 푸시업

손을 넓게 벌리고 푸시업을 하면 가슴 근육이 크고 넓어지며
어깨와 삼두근을 골고루 자극할 수 있어요.
상체를 올릴 때 반동을 이용하지 말고 자극을 느끼며 천천히 실시해요.

1 엎드려 무릎을 구부리고 양팔을 어깨너비의 두 배로 벌려 바닥을 짚는다. 무릎을 모아 구부린 뒤 발을 꼬아 뒤꿈치가 엉덩이 앞에 오도록 든다.

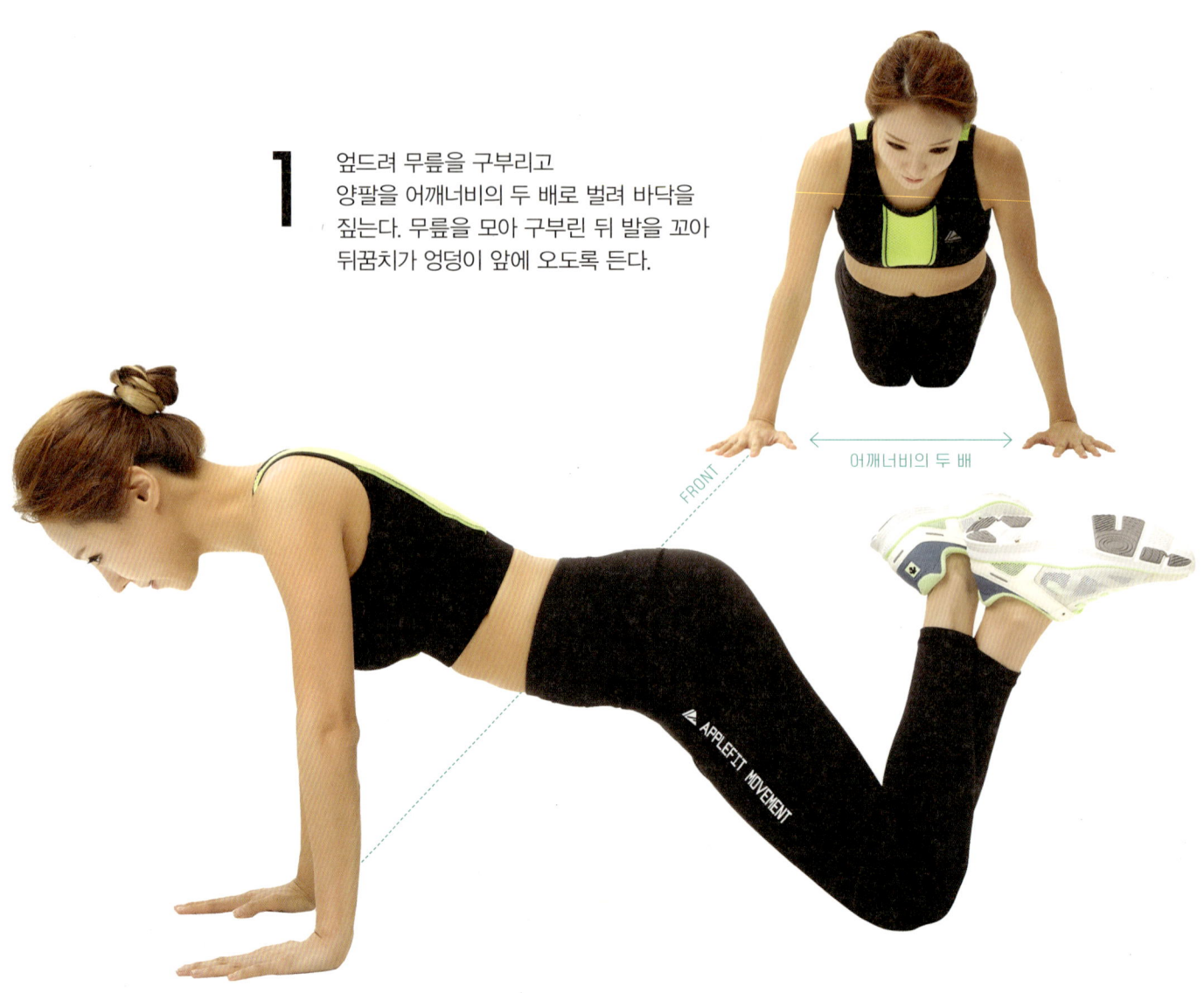

FRONT ← 어깨너비의 두 배 →

2 숨을 들이마시면서 가슴이 바닥에 가까워질 정도로 팔꿈치를 구부린다.

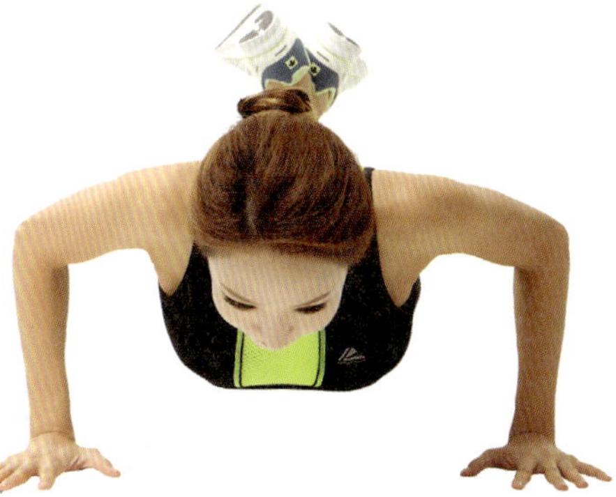

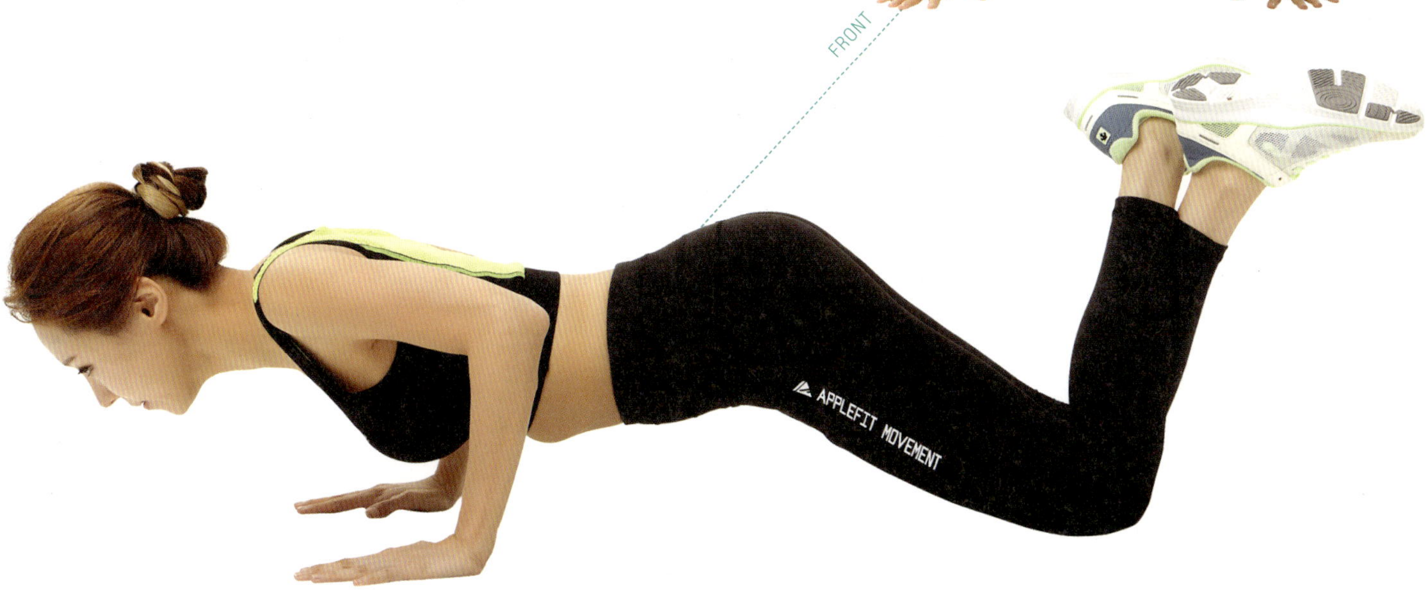

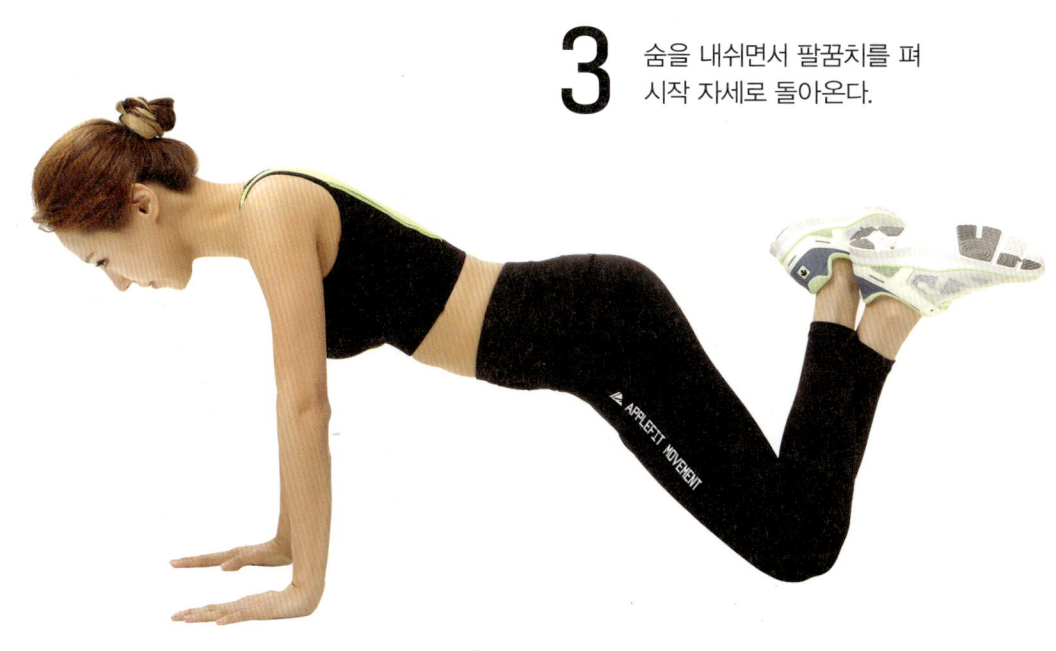

3 숨을 내쉬면서 팔꿈치를 펴 시작 자세로 돌아온다.

가슴 운동

12 DAY

가슴 덤벨 플라이

가슴 가장 안쪽과 바깥쪽 근육을 자극해 가슴을 안쪽으로 모아줘요.

1 양손에 덤벨을 잡고 벤치에 누워 무릎을 세운다.

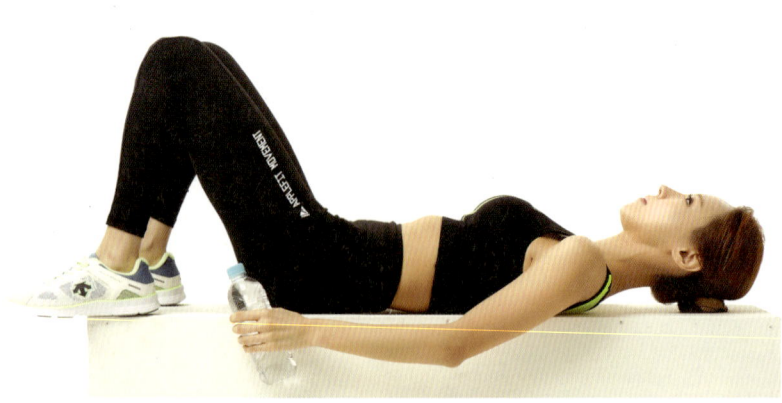

2 팔꿈치를 약간 구부린 상태로 팔을 모은다.

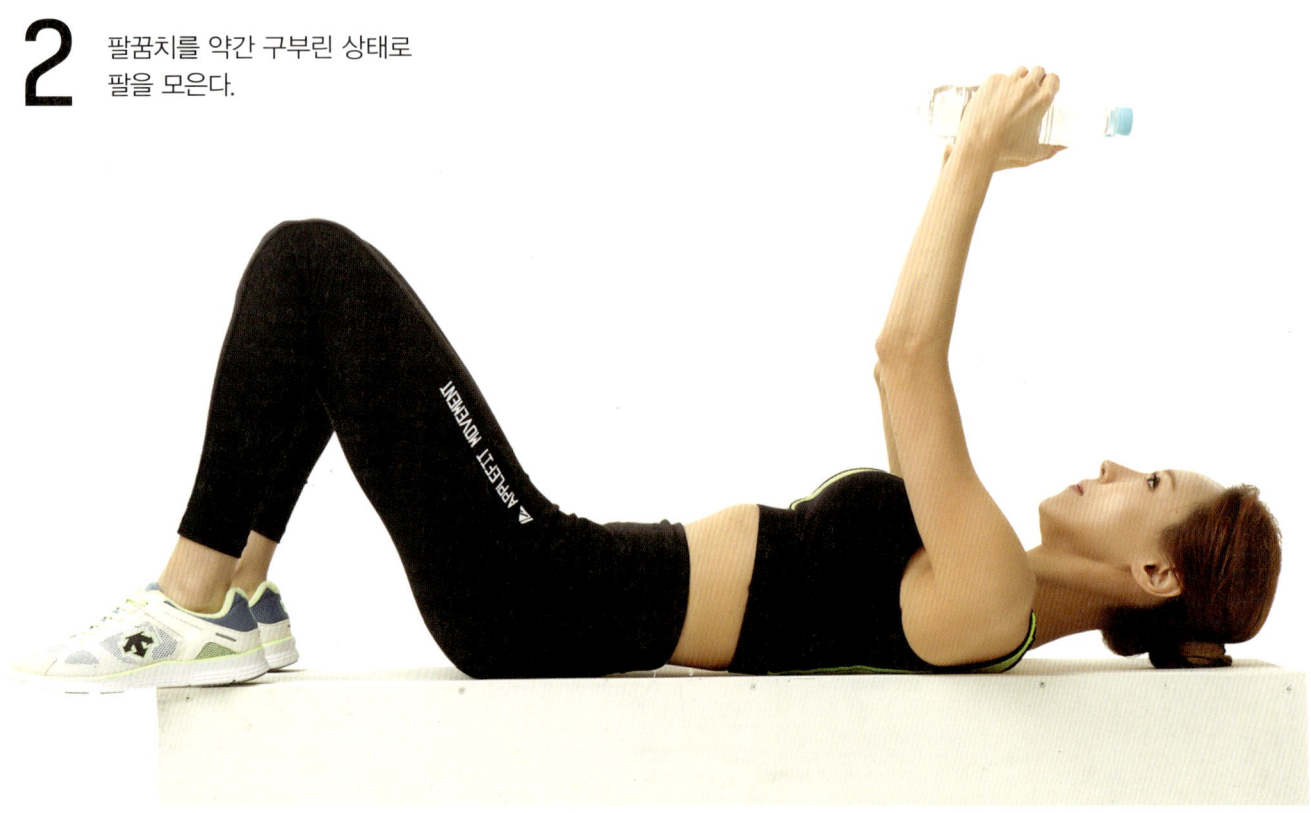

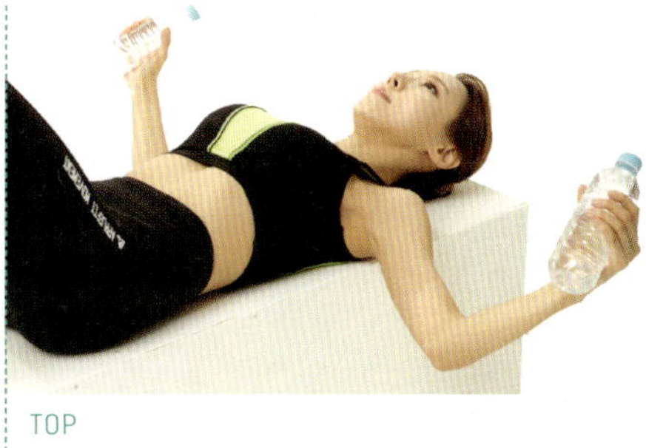

3 숨을 들이마시면서 천천히 반원을 그려 양팔을 내린다.

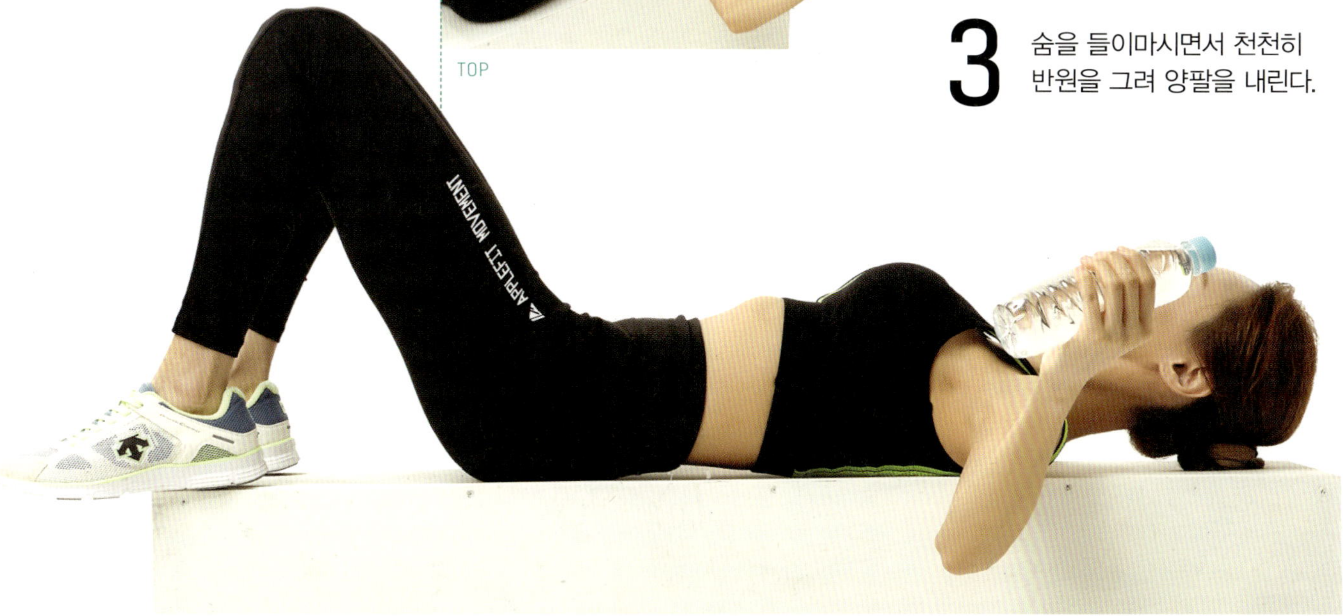

4 숨을 내쉬면서 팔을 모은다.

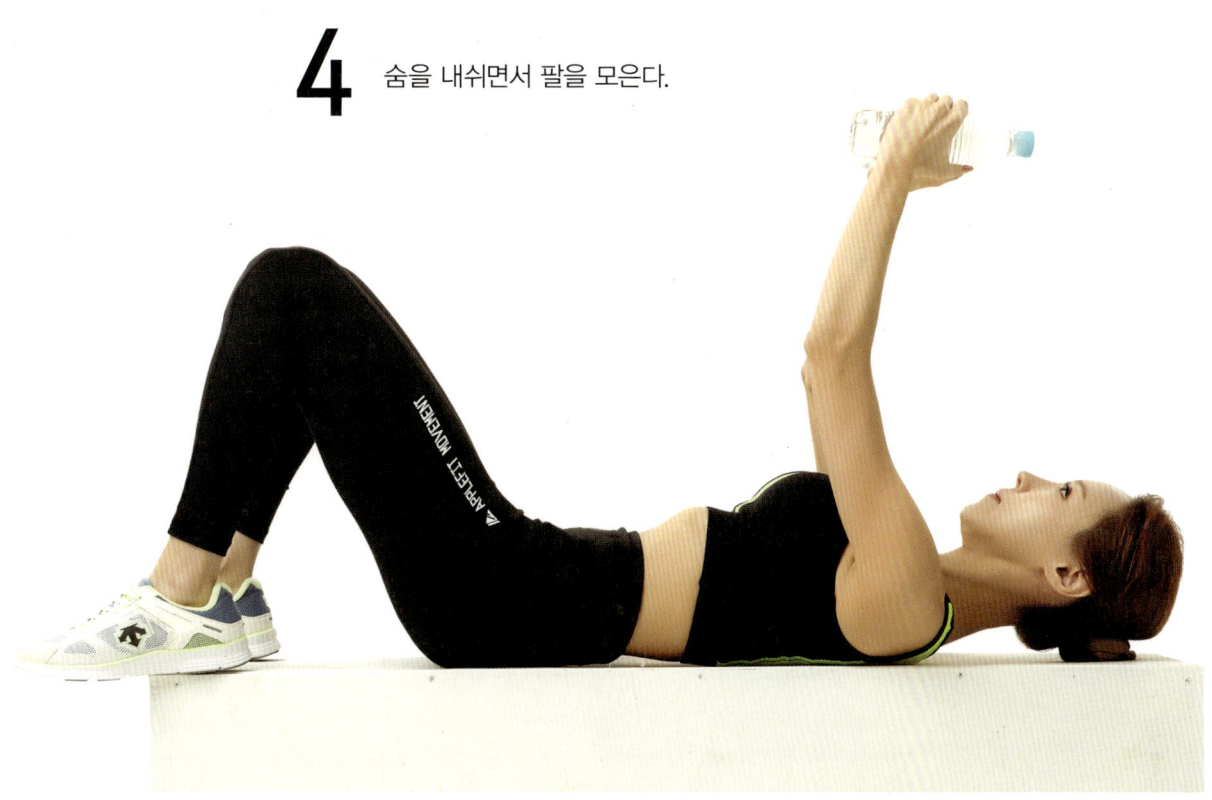

가슴 운동

13 DAY

힙 풀 스쿼트

풀 스쿼트는 기본 스쿼트보다 강도가 높은 운동으로 효과도 최고예요.
허벅지와 엉덩이는 물론 복근과 코어까지 한번에 단련할 수 있어요.

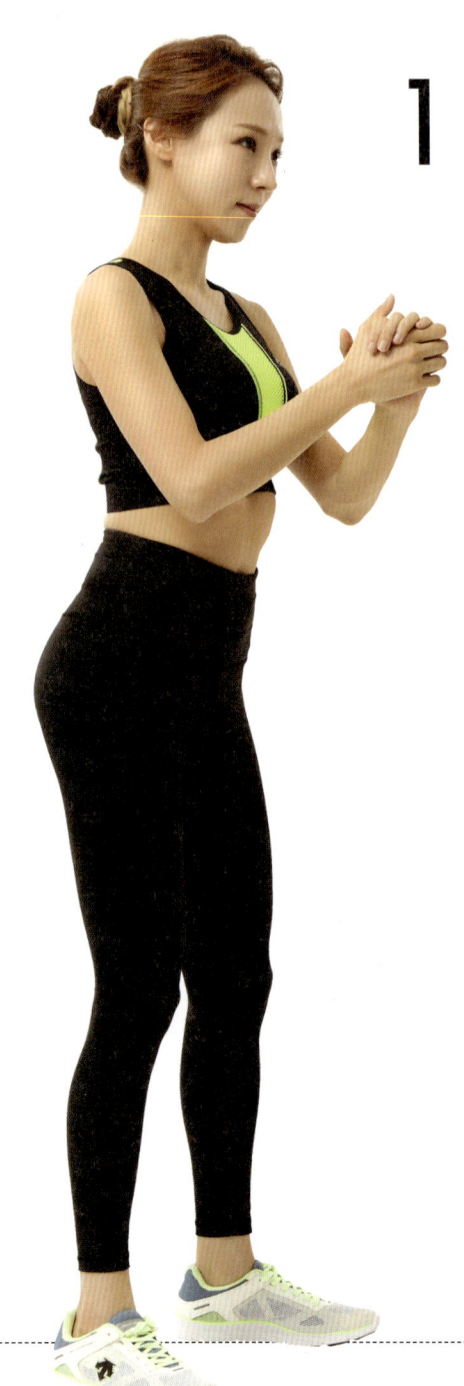

1 다리를 어깨너비로 벌리고 바르게 선 뒤 팔을 구부려 양손을 맞잡는다.

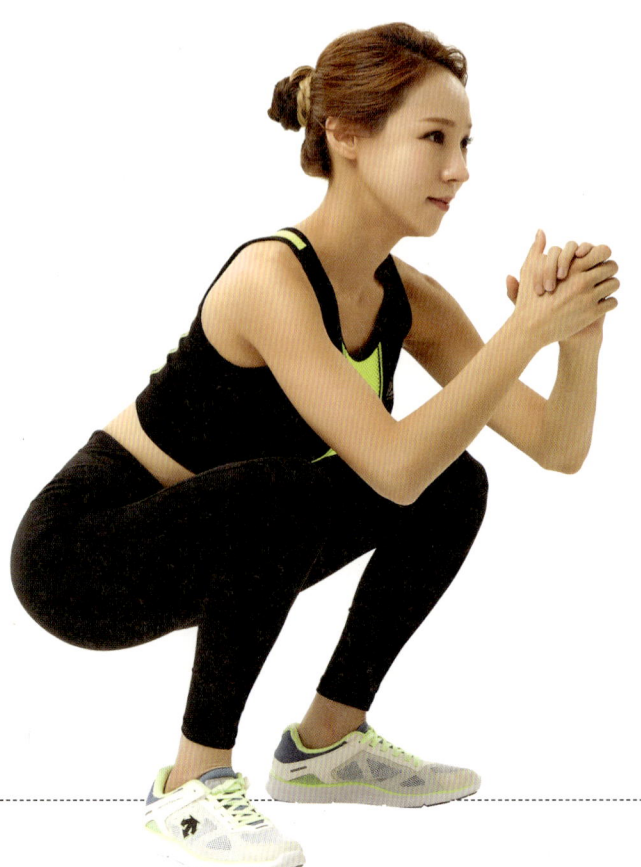

2 무게 중심을 뒤쪽에 실어 최대한 깊이 앉는다.

3 숨을 내쉬면서 뒤꿈치로 바닥을 밀어내는 느낌으로 엉덩이에 힘을 주며 천천히 일어난다.

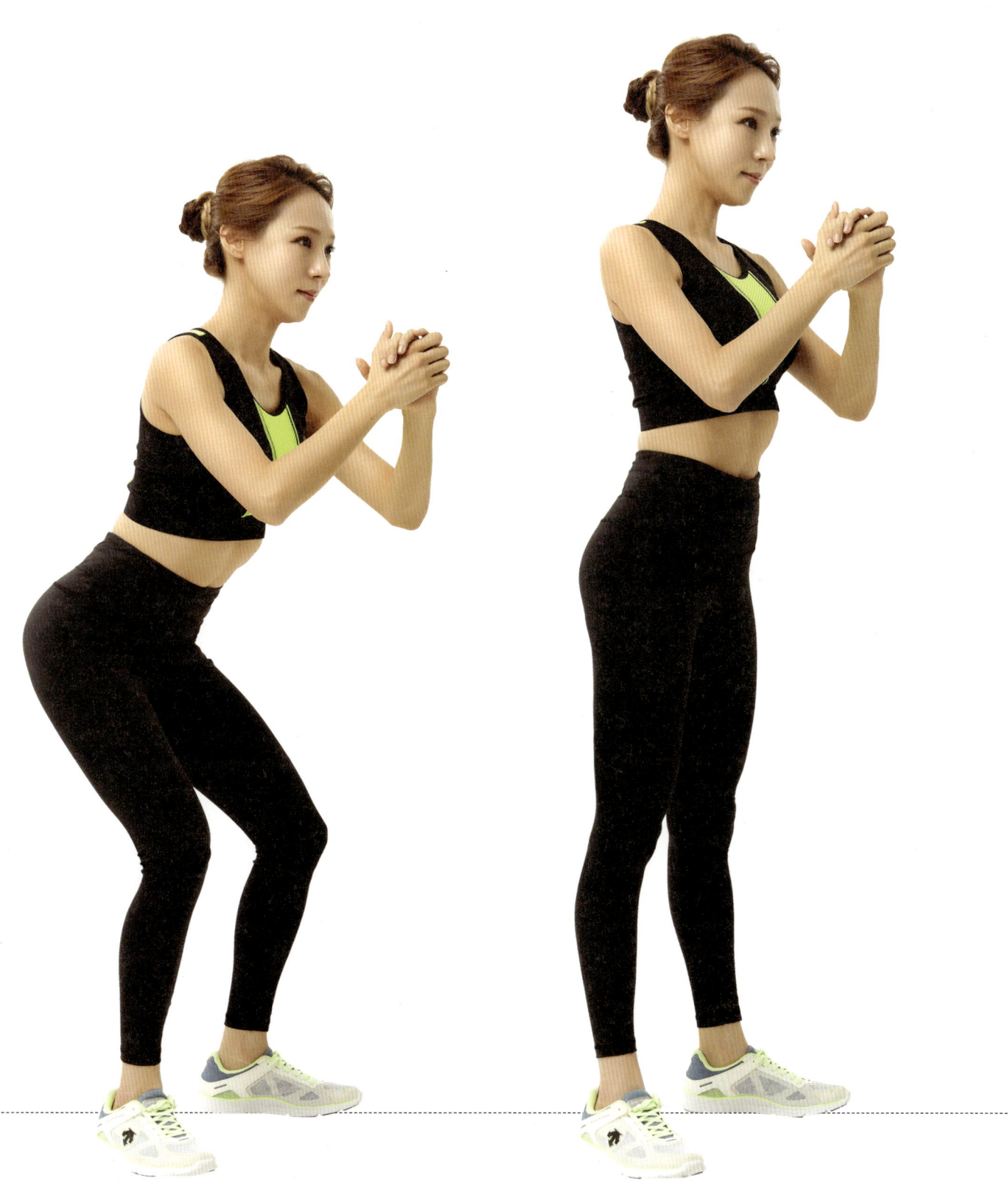

13 DAY — 힙 엎드려 상체 들기

척추기립근, 엉덩이 근육, 허벅지 뒤쪽 근육을 한번에 자극할 수 있고 군살 제거에 효과적인 동작이에요.

1 바닥에 엎드려 양팔을 위로 쭉 편다.

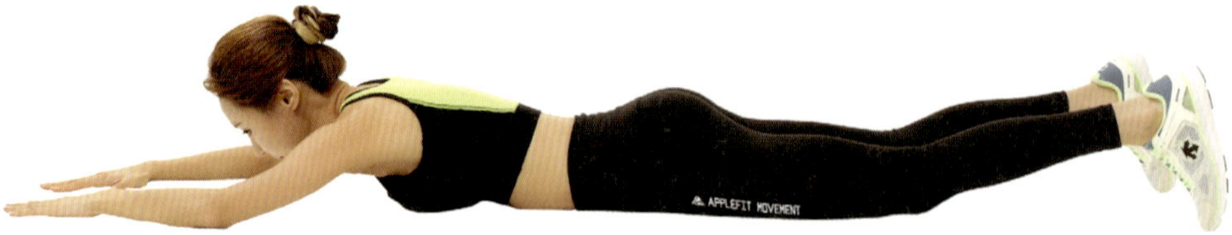

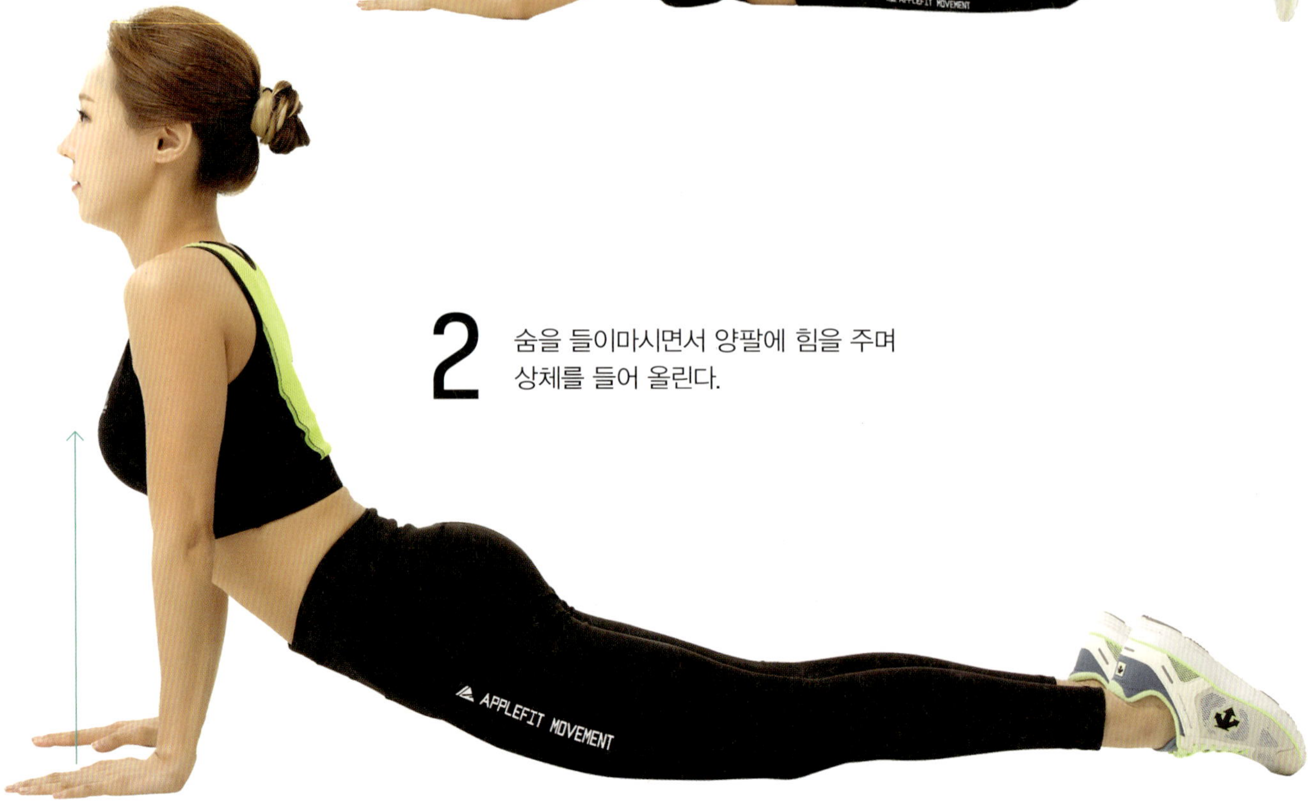

2 숨을 들이마시면서 양팔에 힘을 주며 상체를 들어 올린다.

3 숨을 내쉬면서 팔을 구부려 상체를 내린다.

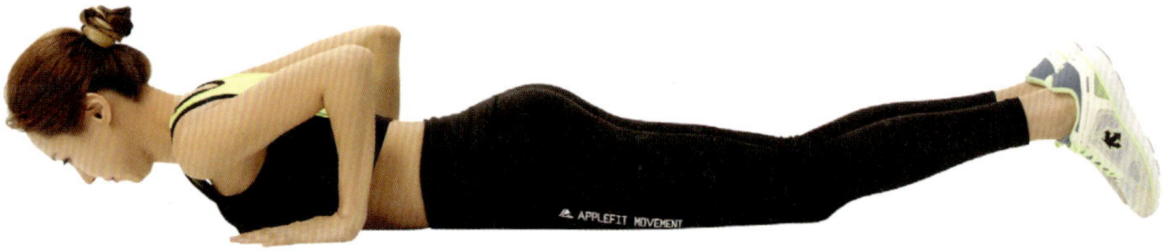

4 양팔을 위로 쭉 뻗고 다리를 어깨너비로 벌린다.

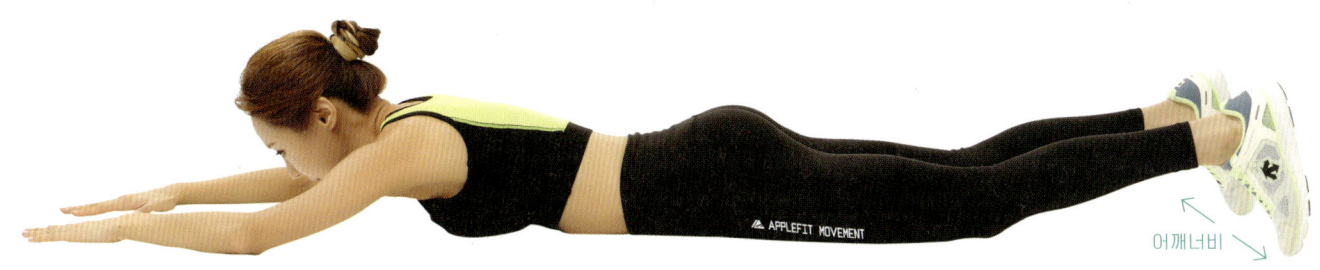

5 숨을 들이마시면서 팔다리를 들어 올린다.

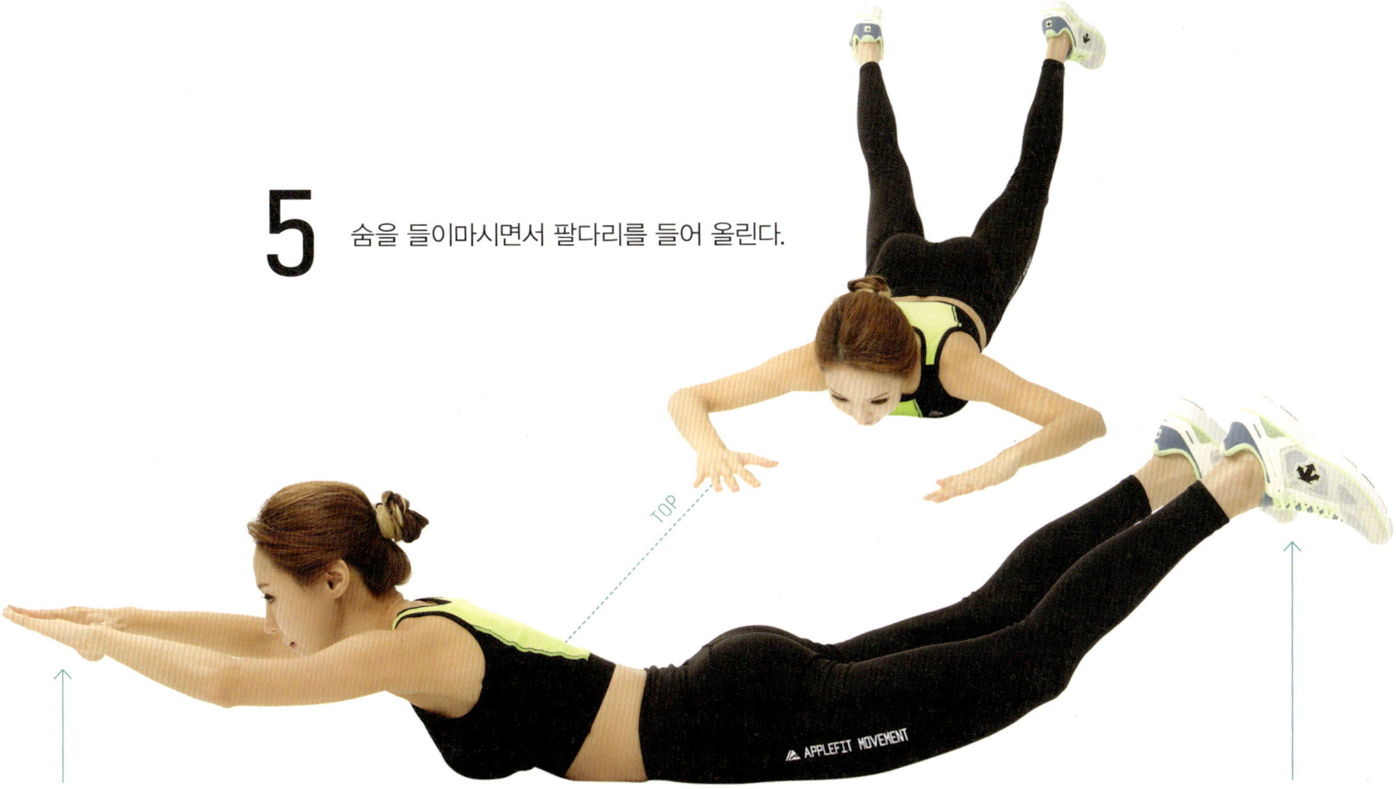

6 숨을 내쉬면서 팔다리를 내린다.

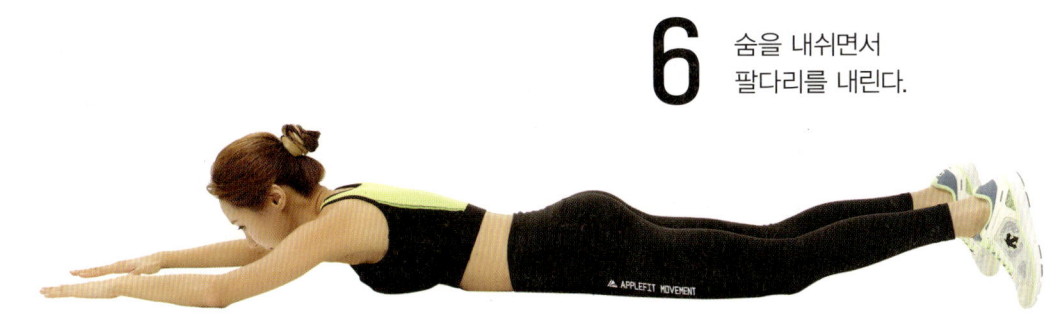

13 DAY

힙 **북 스쿼트**

한쪽 다리로 중심을 이동해가며 스쿼트 자세를 실시해요.
엉덩이와 허벅지 안쪽 근육을 자극해 매끈한 힙 라인을 만들어요.

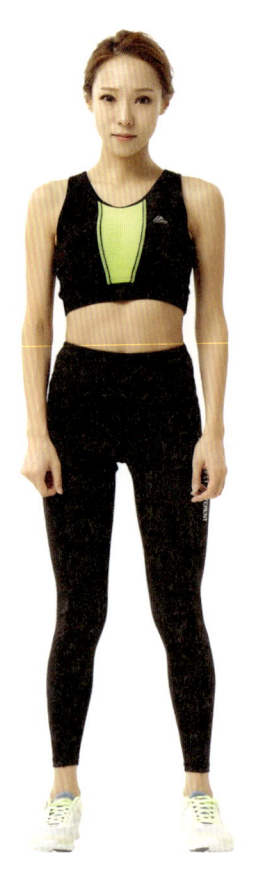

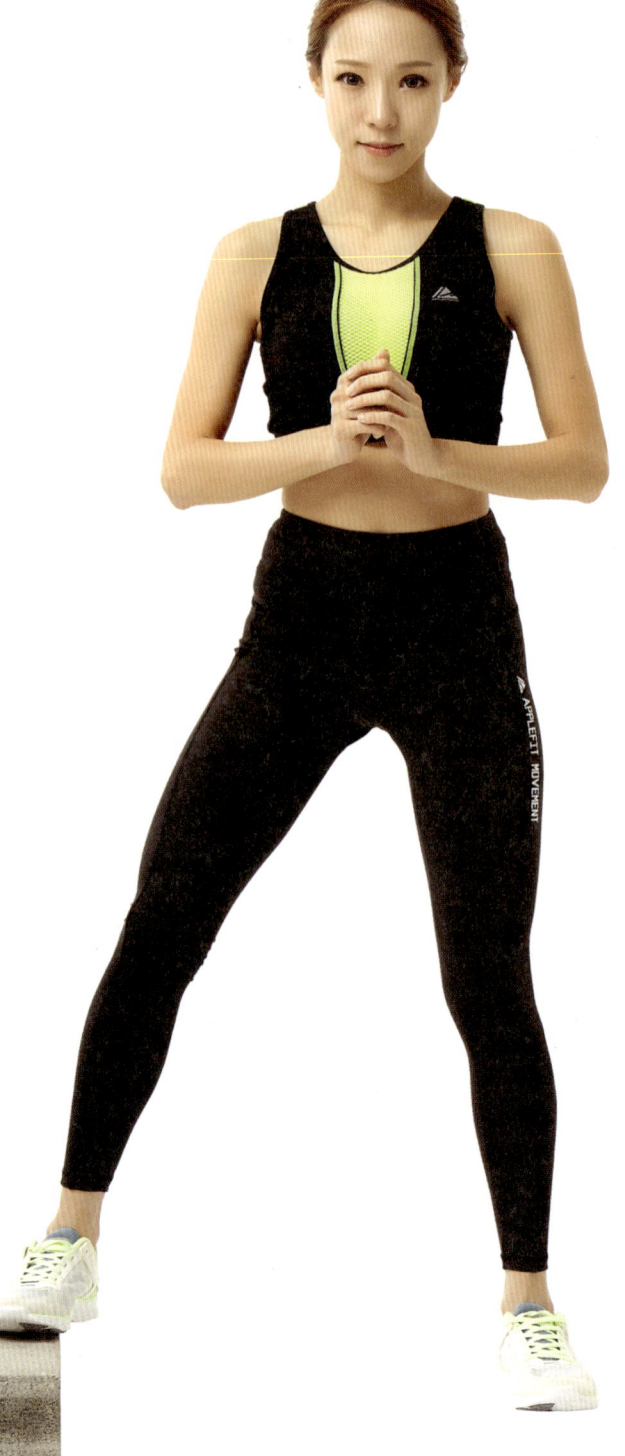

1 두꺼운 받침대를 놓고 바르게 선다.

2 양손을 맞잡고 다리를 어깨너비보다 넓게 벌린다. 발 앞부분이 받침대에 오게 한쪽 다리를 올린다.

3 상체를 고정한 상태로 숨을 들이마시면서 다리를 구부리고 엉덩이를 뒤로 빼면서 천천히 내려간다.

4 숨을 내쉬면서 바닥을 디딘 다리에 힘을 주며 천천히 올라온다. 반대쪽도 똑같이 실시한다.

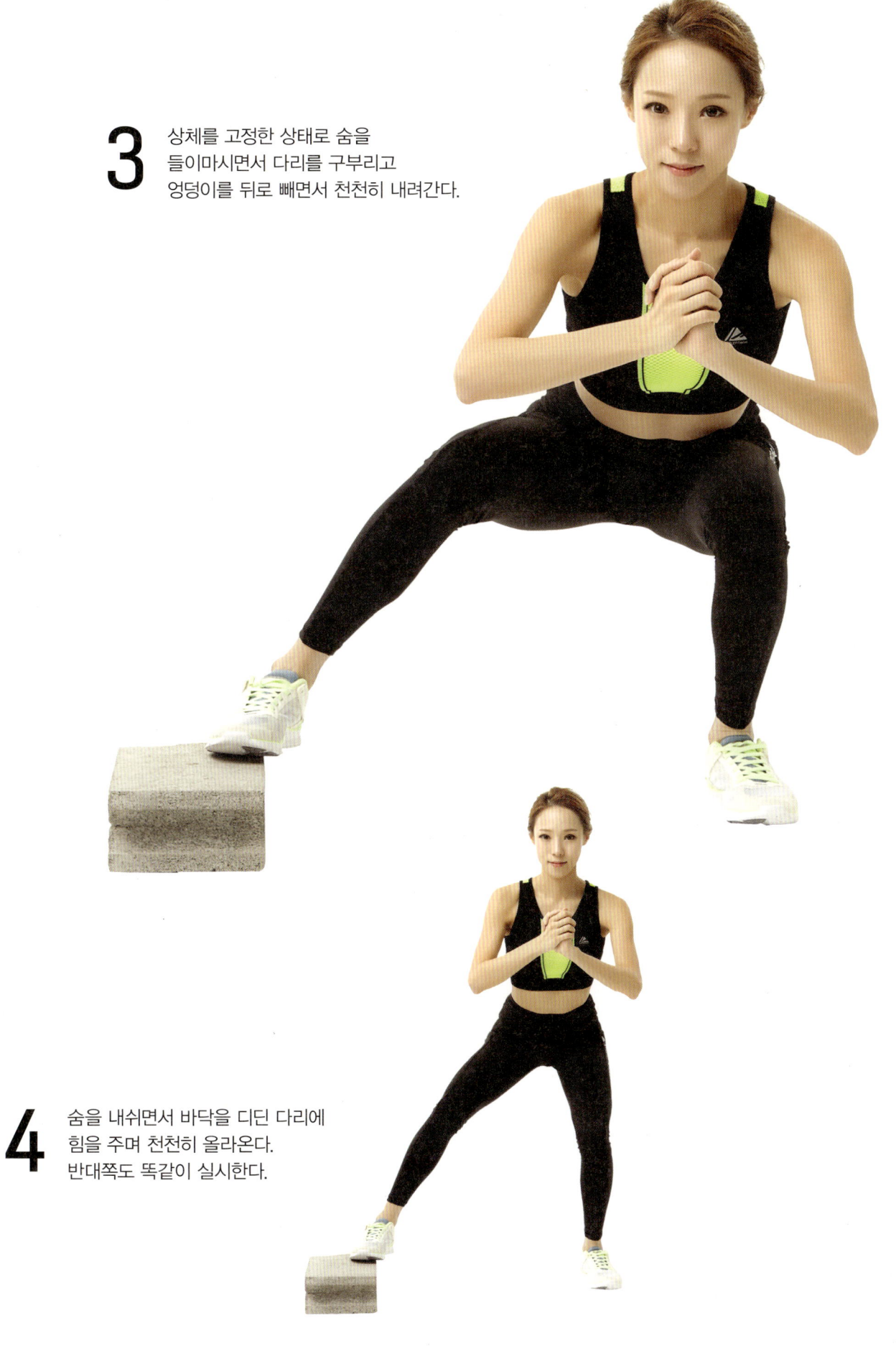

14 DAY 전신 자극 체크 & 솔루션

둘째 주에는 몸 전체에 골고루 자극을 줄 수 있는 근력 운동으로 구성했어요. 자세가 잘못되면 다른 부위에 자극이 가거나 근육통을 느낄 수도 있어요. 꼼꼼하게 자극을 체크하고 잘못된 부분은 솔루션을 따라 보충해요. 자극을 제대로 느끼지 못했다면 해당 부위의 운동을 한 번 더 실시해도 좋아요.

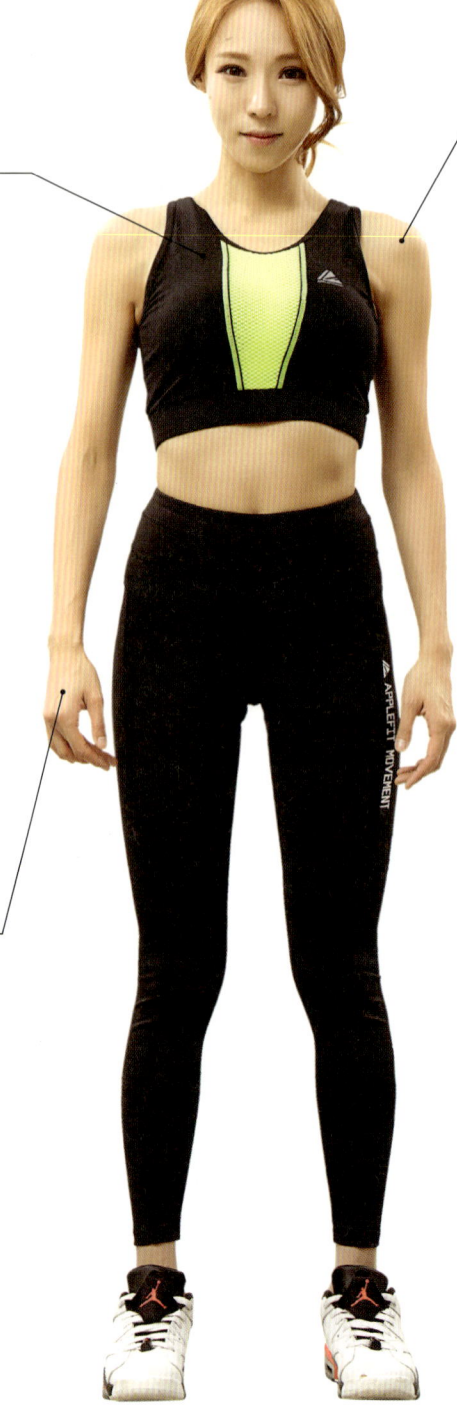

가슴

자극 체크
- □ 가슴 GOOD!
- □ 목 BAD

SOLUTION
- 이전보다 천천히 **덤벨 플라이**를 15회씩 3세트 반복한다.
- 천천히 덤벨을 움직이며 가슴에 자극이 확실히 오는지 파악하는 게 중요하다.
- 동작 후 자극이 모자란 느낌이 들면 **니 푸시업**을 15회씩 3세트 반복해도 좋다.

어깨

자극 체크
- □ 삼각근 전체에 통증 GOOD!
- □ 손목 BAD

SOLUTION
- 삼각근 전체를 자극하는 운동 루틴으로 구성됐기 때문에 앞에서 소개한 루틴을 그대로 실시한다.
- **밴드 프레스-밴드 사이드 래터럴 레이즈-밴드 프론트 레이즈-밴드 후면삼각근**을 15회씩 3세트 실시한다.
- 삼각근에 자극이 느껴지지 않는다면 어깨 근육을 최대한 수축하지 못했다는 뜻. **밴드 프레스**를 할 때 어깨 근육이 수축하는 느낌이 들 때까지 팔을 최대한 쭉 편다.

팔

자극 체크
- □ 팔 바깥쪽 GOOD!
- □ 허리 BAD

SOLUTION
- **와이드 밴드 컬**을 15회씩 3세트 실시한다.

APPLE'S TIP

자극이 지속되는 시간은 개인마다 차이가 있어요. 부위별 자극을 제대로 느꼈지만 자극이 14일까지 지속되지 않았어도 자극 부위만 정확하다면 운동을 올바로 한 것이에요. 그럴 땐 관리하고 싶은 부위의 운동을 집중적으로 실시하는 시간을 가지세요.

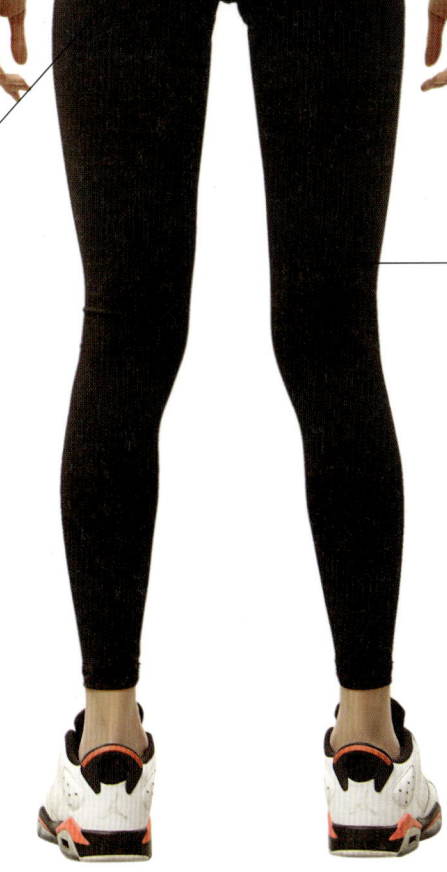

등

자극 체크
- ☐ 등 전체, 복부   GOOD!
- ☐ 자극이 전혀 없음   BAD

SOLUTION
- 내성이 생겨 자극이 오는 속도가 느릴 수 있다.
- **밴드 로-시티드 밴드**를 15회씩 4세트로 늘려서 실시한다.

힙

자극 체크
- ☐ 힙 전체   GOOD!
- ☐ 허리   BAD

SOLUTION
- **풀 스쿼트**를 15회씩 3세트 실시한다.
- 이때 등을 확실히 펴고 허리를 고정한 상태로 이전보다 깊숙이 웅크리고 앉았다가 일어난다.

하체

자극 체크
- ☐ 허벅지 전체   GOOD!
- ☐ 허리, 무릎   BAD

SOLUTION
- 강도 높은 운동인 만큼 자극이 오래간다.
- 5~6일 후에도 자극이 미세하게 느껴지는 게 정상이다.
- 걸을 때 허벅지와 힙에 자극이 느껴지지 않는다면 **점프 스쿼트**를 15회씩 3세트 실시한다.
- 이전보다 바닥을 세게 차고 높이 점프해 운동 강도를 높인다.

다이어트 완전정복

내가 경험한 최고의
살 빼는 방법

김사과의 리얼 스토리

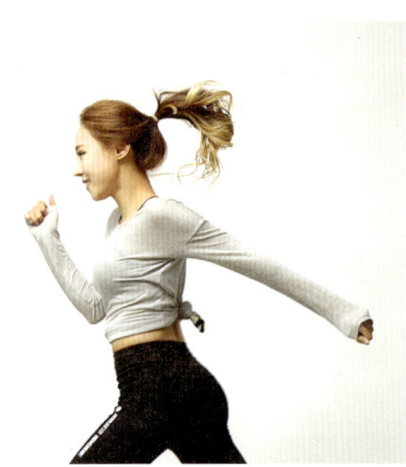

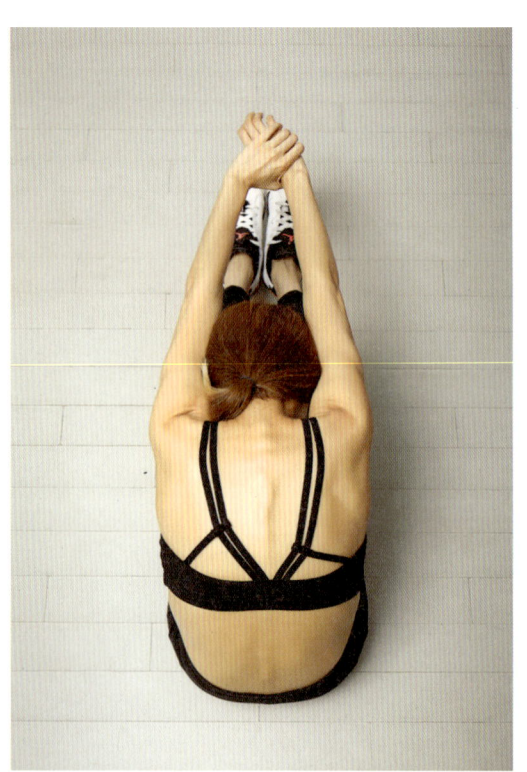

유산소 운동 · 근력 운동 · 식단 관리의 삼박자 갖추기

30년 동안 "내 허리는 원래 통자이니까"라고 생각하며 지냈어요. 30대가 되고 두 아이를 연달아 출산한 뒤에는 30kg 가까이 찐 살이 거의 허리로 갔다고 할 만큼 심각한 복부비만에 시달렸지요. 식사 조절과 근력 운동으로 52kg의 정상 몸무게로 돌아온 후에도 허리의 절구통은 빠지지 않았어요. 그러다 정체기가 오면서 유산소 운동을 시작했는데 숨어 있던 라인이 조금씩 보이더라고요. 감격한 저는 유산소 운동을 더 열심히 하게 되었지요. 그래요! 결국 살을 빼는 최고의 방법은 '유산소 운동+무산소 운동(근력 운동)+식단 관리'라는 삼박자를 갖추는 거예요. 간단하게 정리하면 유산소 운동으로 지방을 태우고 근력 운동으로 잉여 탄수화물과 체지방을 연소시키며 근육량을 증가시켜요. 유산소 운동과 근력 운동은 사용하는 에너지원이나 효과가 다르기 때문에 두 운동을 병행해야 효과가 커요. 여기에 적절하게 식단 관리까지 한다면 살은 반드시 빠져요.

APPLE'S TIP

유산소 운동 지방을 태우는 운동(걷기, 달리기, 자전거 타기, 수영, 등산 등)

무산소 운동(근력 운동) 탄탄한 몸매를 위한 근육 만들기(웨이트, 근력 운동)

식단 관리 불필요한 지방이 쌓이지 않게 조절 및 근육에 필요한 단백질 공급(탄수화물, 단백질, 식물성 지방을 1:1:1로 섭취하는 균형 잡힌 식습관)

먹을 때 잘 먹기

제가 가장 이해할 수 없는 다이어트 방법 중 하나가 덜 먹거나 굶어서 빼는 거예요. 특히 단기간 다이어트를 할 때 단식이나 원푸드 다이어트처럼 극단적인 식이요법을 하는 경우가 많지요. 이때는 보통 다이어트 성공 기준을 체중에 두고 몸무게가 얼마나 빠졌는지 체크할 거예요. 하지만 그거 아세요? 굶으면 지방과 근육이 함께 빠진다는 것. 체중은 많이 줄어도 튜브 낀 배, 처진 힙에 힘없는 팔다리는 전혀 아름답지도, 건강해 보이지도 않아요. 평생 유지할 수 없는 식습관으로 뺀 살은 요요로 다시 돌아옵니다. 건강하고 즐겁게 먹으며 평생 함께할 수 있는 식단을 병행하는 다이어트가 최고의 방법이에요! 저는 단백질, 탄수화물, 채소를 섭취할 수 있는 식단을 짜요. 샐러드와 닭가슴살만 먹고 지내지는 않아요. 현미밥, 통밀빵, 고구마, 바나나를 탄수화물로 대체해 먹어요. 또 닭가슴살 대신 쇠고기나 돼지고기도 단백질원으로 생각해 요리하거나 사 먹을 때도 많지요. 가끔 피자, 햄버거, 치킨 등 고열량 음식이 너무 먹고 싶으면 억누르지 않고 일주일에 한두 끼 정도는 자유롭게 먹고 싶은 음식을 먹어요. 먹고 난 후 약간의 변화가 느껴지면 불과 며칠 전의 슬림했던 자신이 그리워지면서 또다시 건강한 음식을 찾게 되더라고요. 매끼 적당한 포만감을 느끼며 건강하게 먹는 식단을 추구하고 가끔 과식을 하더라도 다시 건강하게 돌아오려고 노력하고 있어요. 체중보다는 지방의 양이 줄어들고 운동 효과를 더할 수 있는 식단으로 몸매 라인을 살리려고 해요.

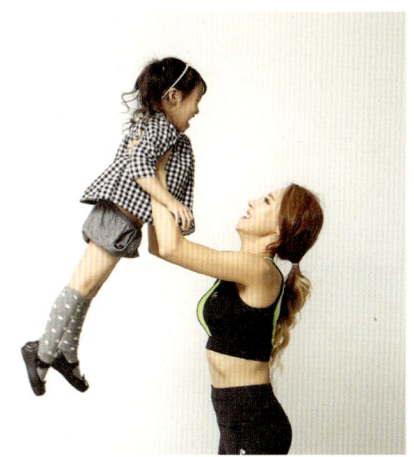

생활 속 운동하기

헬스클럽에 다닐 시간이 없거나 집에 운동 기구가 없어도 일상생활에서 할 수 있는 유산소 운동이 있으니 걱정하지 마세요. 출퇴근할 때 한두 정거장 일찍 내려서 빨리 걷기, 점심시간에 계단 오르내리기, 공원 가볍게 뛰기 모두 효과적인 유산소 운동이에요. 저는 아이들과 TV 보며 같이 춤추고 놀이터에 가서 술래잡기 하며 놀아주는 것으로 유산소 운동을 대신하기도 해요. 따로 시간을 내 운동하는 것보다 일상에서 자연스럽게 유산소 운동을 하는 습관을 들이면 스트레스 받지 않고 즐겁게 다이어트 할 수 있어요.
유산소 운동은 몸이 에너지를 발생시키는 과정에서 산소를 이용한다는 뜻으로 장거리 달리기나 사이클, 수영 같은 지구력 운동을 말해요. 저는 체지방이 배와 허벅지에 잘 쌓여서 매일 먹은 것을 리셋한다는 생각으로 집에서 사이클과 스탭퍼를 꾸준히 하고 있어요. 유산소 운동을 하지 않은 날은 홈트레이닝을 할 때 버피 테스트나 점프 스쿼트, 마운틴 클라이머 같이 유산소 운동 효과가 있는 동작들을 추가하고요.

APPLE'S TIP 사과의 사이클 이용법
대부분 집에서 운동하기 때문에 사이클을 구입해 사용하고 있어요. 아침에 일어나 아무것도 먹지 않은 상태에서 유산소 운동을 해요. 시간이 없어 못할 때는 밤에 자기 전에 꼭 40분씩 사이클을 타요. TV를 보면서 열심히 페달을 밟으면 스트레스를 해소하는 데도 도움이 되지요. 사이클은 페달을 돌릴 때 무게의 강도를 1~3단계까지 조절할 수 있어요. 1단계는 가장 가벼운 단계로 저는 보통 2단계로 사이클을 타고 컨디션에 따라 3단계로 높이기도 해요. 중요한 건 꾸준하게 주행할 수 있는 속도로 40분 이상 타는 것!

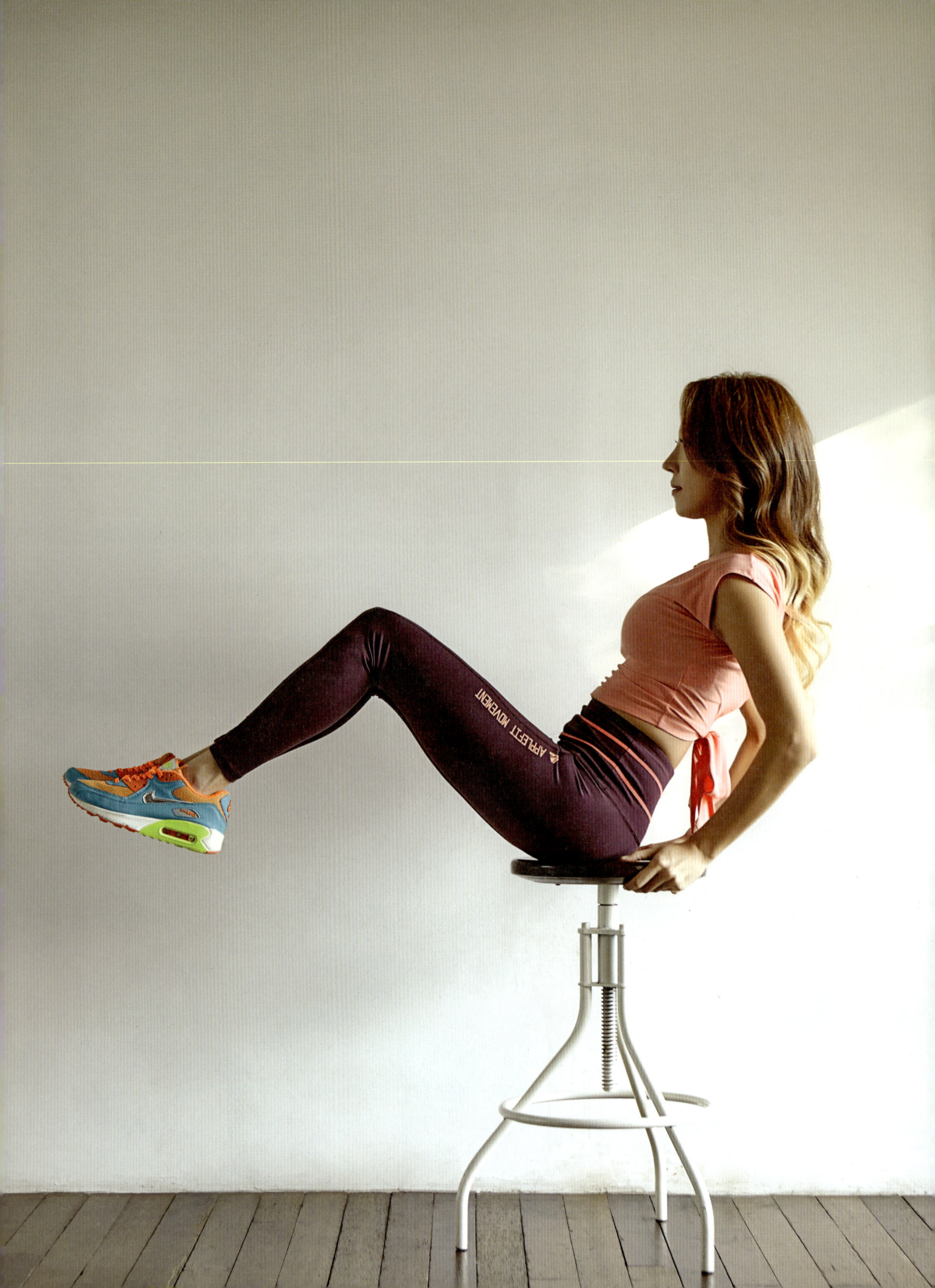

PLUS DAY

SPECIAL
Program

라인 다듬기 & 상황별 집중 플랜

앞서 소개한 운동법을 다양하게 응용해 자신만의 운동 루틴을 만들어보세요. 특히 상체 비만이나 하체 비만처럼
신체 불균형이 고민이라면 각각 몸의 라인을 집중적으로 잡아주는 프로그램을 활용하세요.
신체 리듬에 따라 적용할 수 있는 집중 운동 프로그램을 함께 소개하니 상황에 맞게 운동해보세요.

군살을 빼고 잔근육을 만드는 **상체 집중 운동** 15회씩 3세트

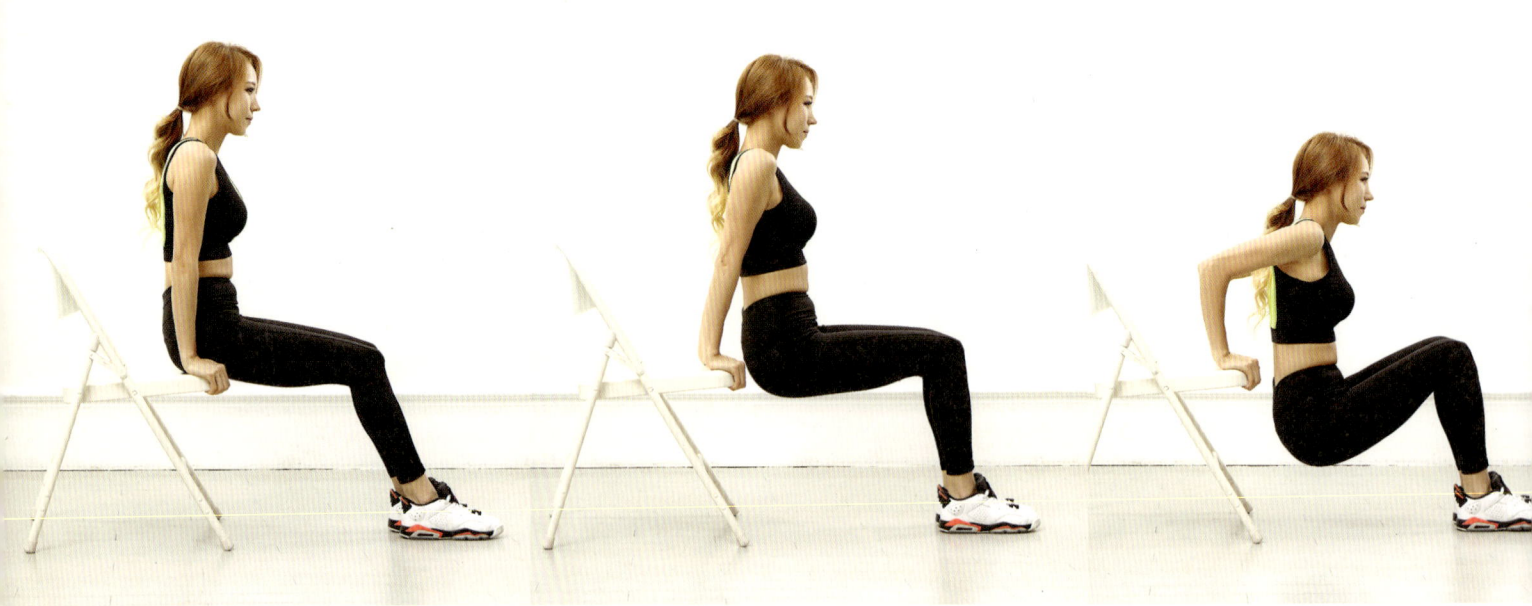

1 의자에 앉아 엉덩이를 의자 끝부분에 걸친 뒤 손바닥으로 의자 끝부분을 잡는다. 상체를 고정한 상태로 팔을 쭉 펴서 일어난다.

2 팔에 힘을 주며 한 발자국 앞으로 나간다.

3 상체를 고정한 상태로 무릎을 45도 정도 구부린다.

다리는 슬림하게 엉덩이는 봉긋하게 **하체 집중 운동** 15회씩 3세트

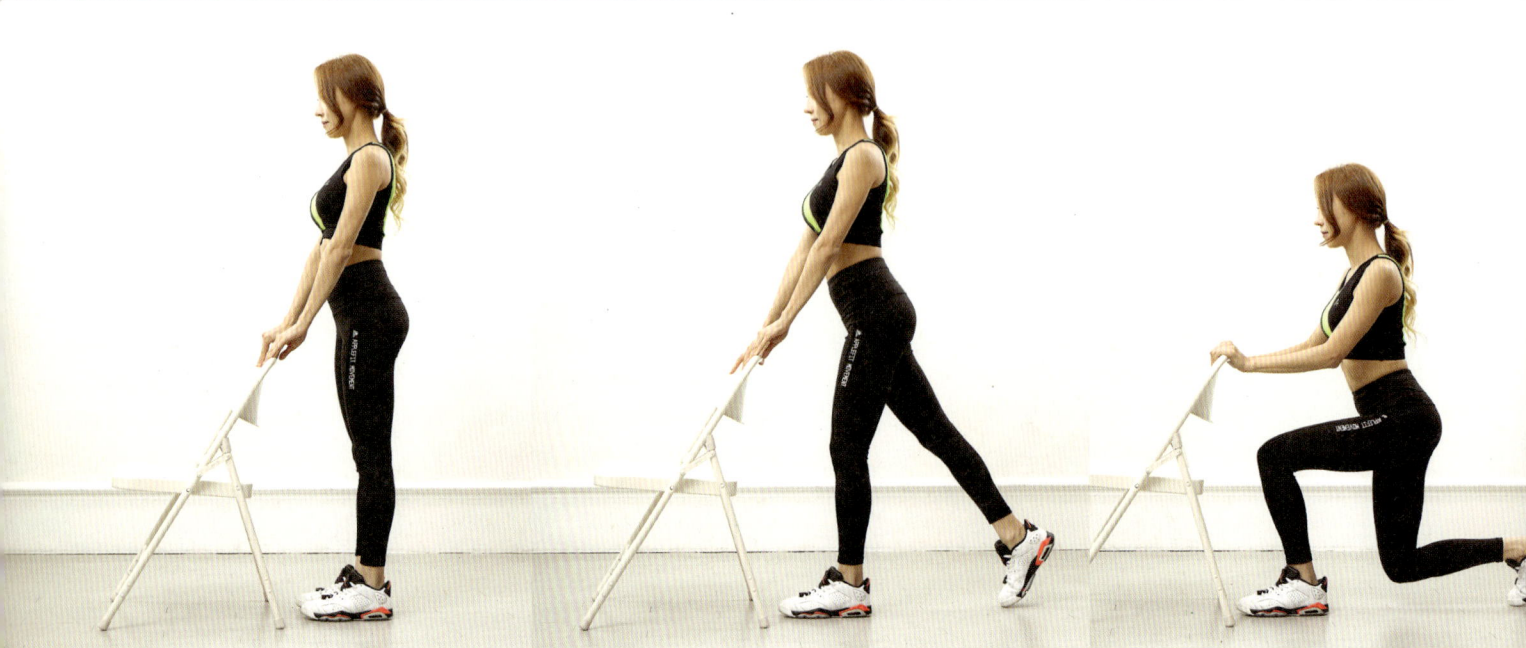

1 의자 뒤에 바르게 서서 양손으로 등받이를 잡는다.

2 한쪽 다리를 뒤로 뺀다.

3 다리를 앞뒤로 벌려 무릎을 직각으로 구부린다.

라인 다듬기 플랜

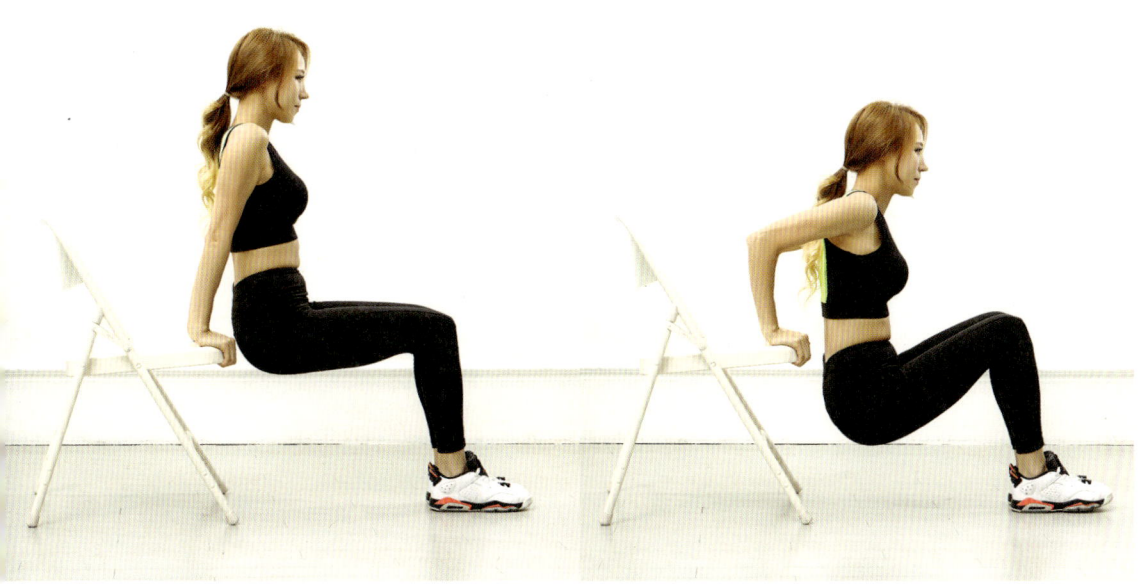

4 상체를 고정한 상태로 팔을
쭉 펴서 일어난다.

5 3~4번을 15회 반복한다.

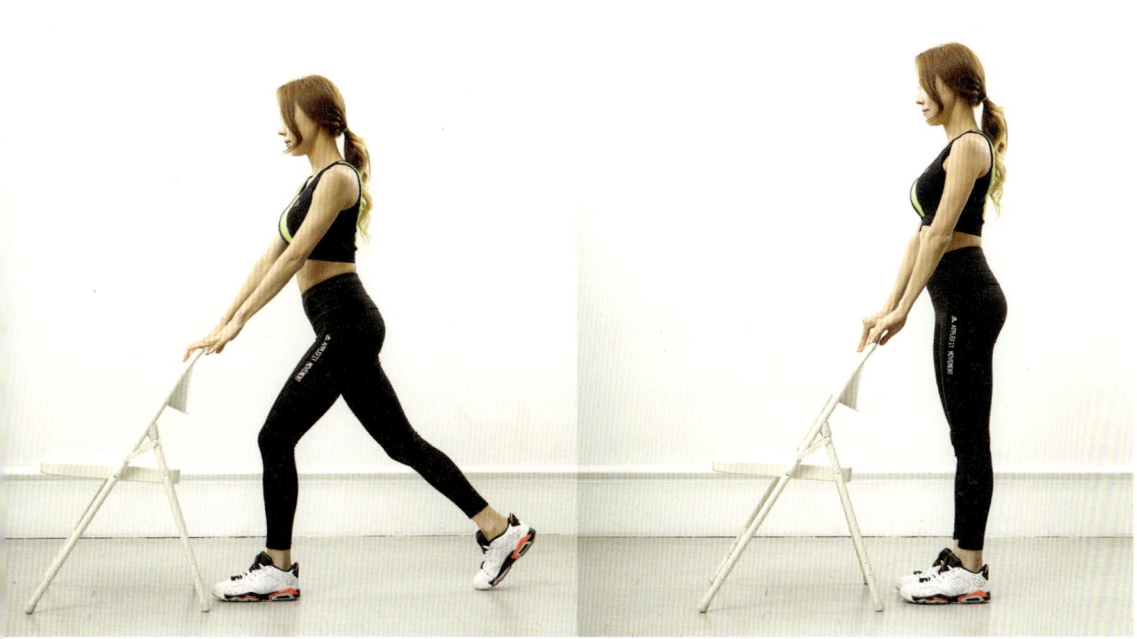

4 허벅지에 힘을 주며 일어난다.
3~4번을 15회 반복한다.

5 양발을 모아 시작 자세로 돌아온다.
반대쪽도 똑같이 실시한다.

몸이 가벼워지고 피로가 풀리는 스트레칭 **생리할 때**

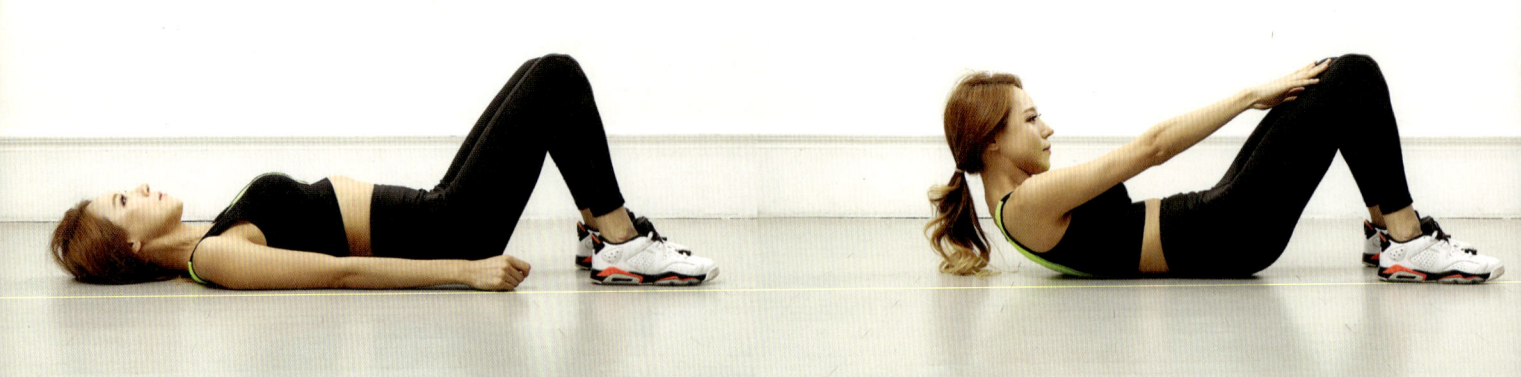

1 바닥에 누워 무릎을 세운다.

2 상체를 고정한 상태로 팔을 무릎에 닿을 정도로 쭉 뻗는다. 15초 정도 멈춘 뒤 다시 상체를 바닥에 내린다.

뭉친 근육을 풀어주는 근력 운동 **오랜 시간 앉아서 일할 때**

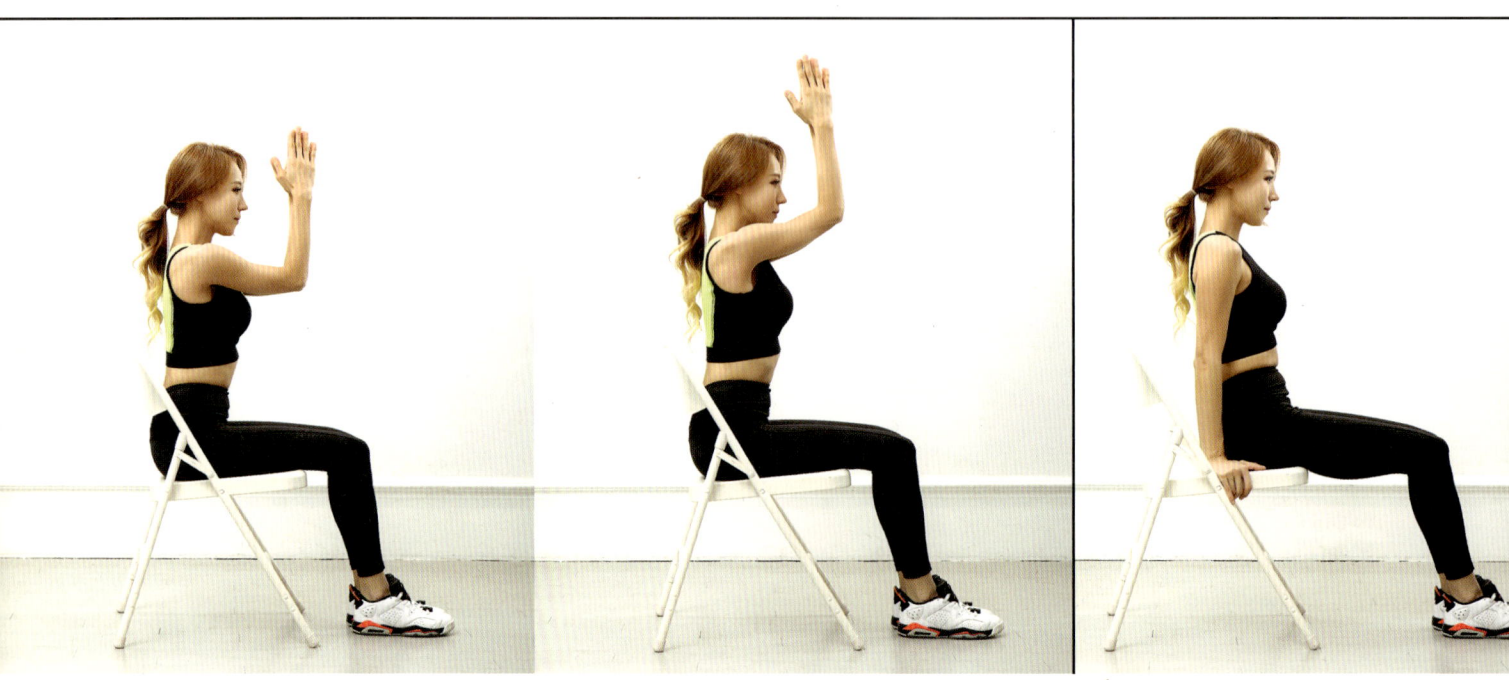

1 의자에 바르게 앉아 손바닥을 맞댄 뒤 직각으로 든다.

2 상체를 고정한 상태로 팔을 들어 10초 정도 유지한다.

1 의자에 앉아 엉덩이를 의자 중간 부분에 걸친 뒤 손바닥으로 의자를 잡는다.

상황별 집중 플랜

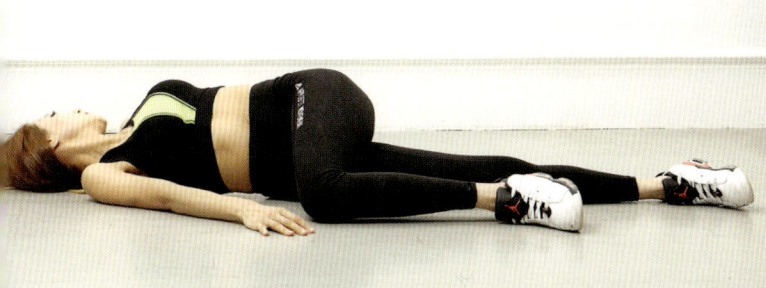
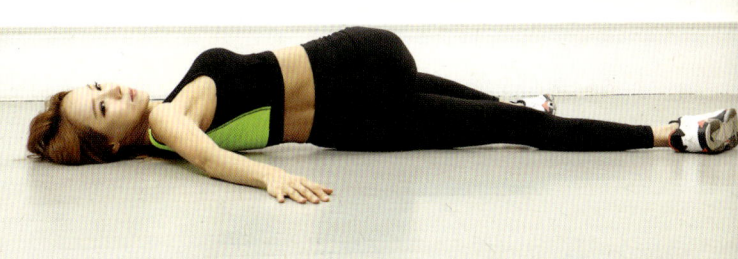

1 바닥에 누워 양팔을 45도로 벌린다. 상체를 고정한 상태로 한쪽 다리를 구부리며 반대쪽으로 돌린다. 고개는 구부린 다리의 반대쪽으로 돌린다. 15초 정도 유지한다.

2 반대쪽도 똑같이 실시한다.

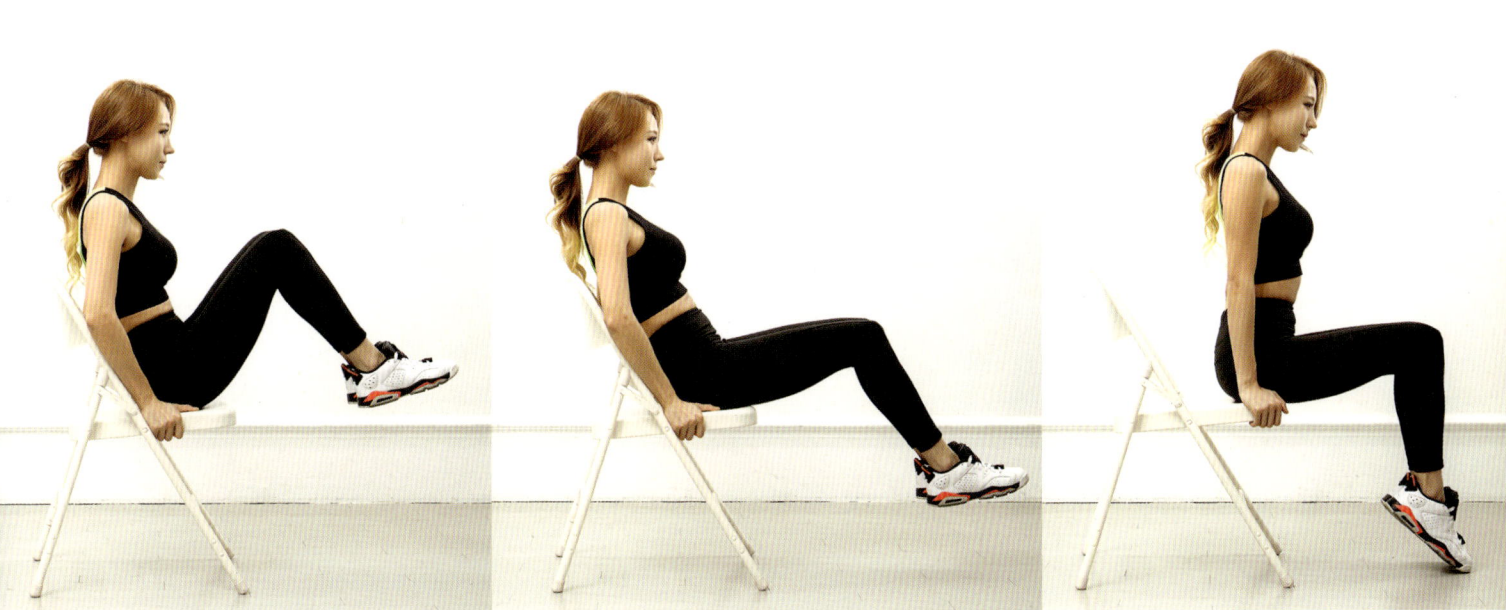

2 다리를 구부려 가슴까지 올린다.

3 다리를 바닥에 닿지 않을 정도로 내린다.

4 2~3번을 15회씩 3세트 반복한다.

혈액순환을 돕고 숙면을 유도하는 동작 자기 전에

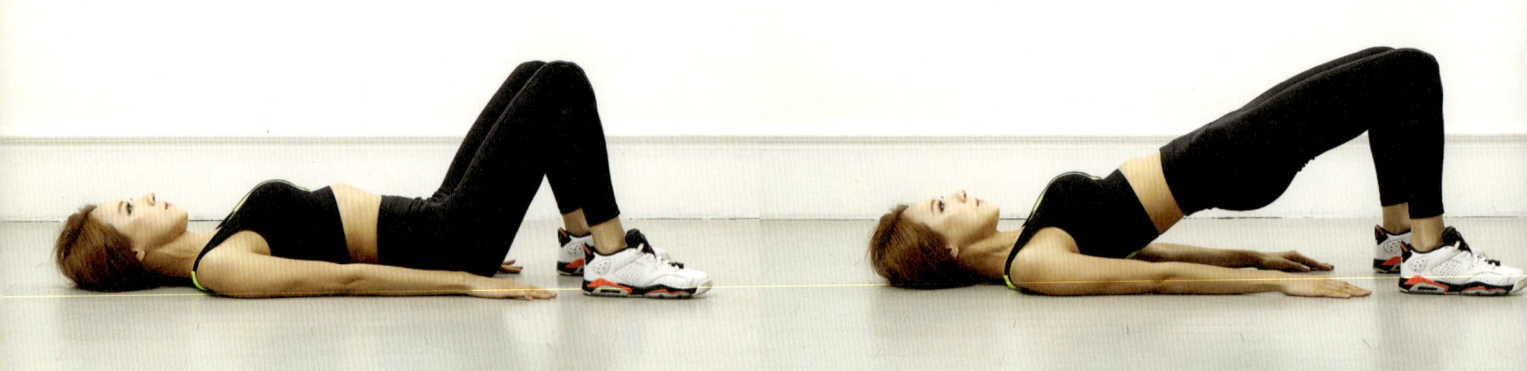

1 바닥에 누워 무릎을 세운다.

2 허리와 엉덩이를 들어 허벅지와 일직선을 만들어 15초 정도 유지한다.

아이는 즐겁고 엄마는 라인을 살리는 심화 운동 아이와 놀 때

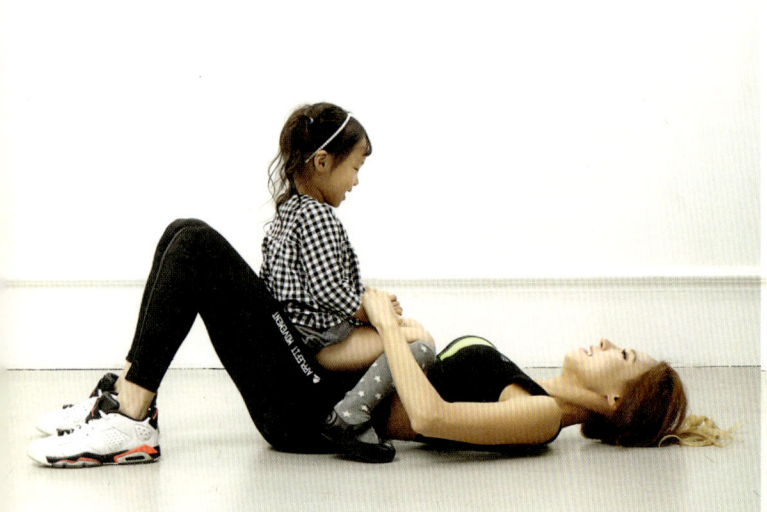
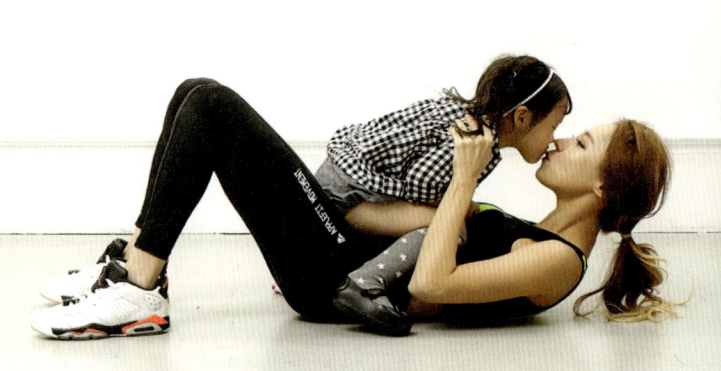

1 바닥에 누워 무릎을 세운 뒤 아이를 배 위에 앉힌다.

2 상체를 올려 아이와 입을 맞춘다.
1~2번을 15회씩 3세트 반복한다.

상황별 집중 플랜

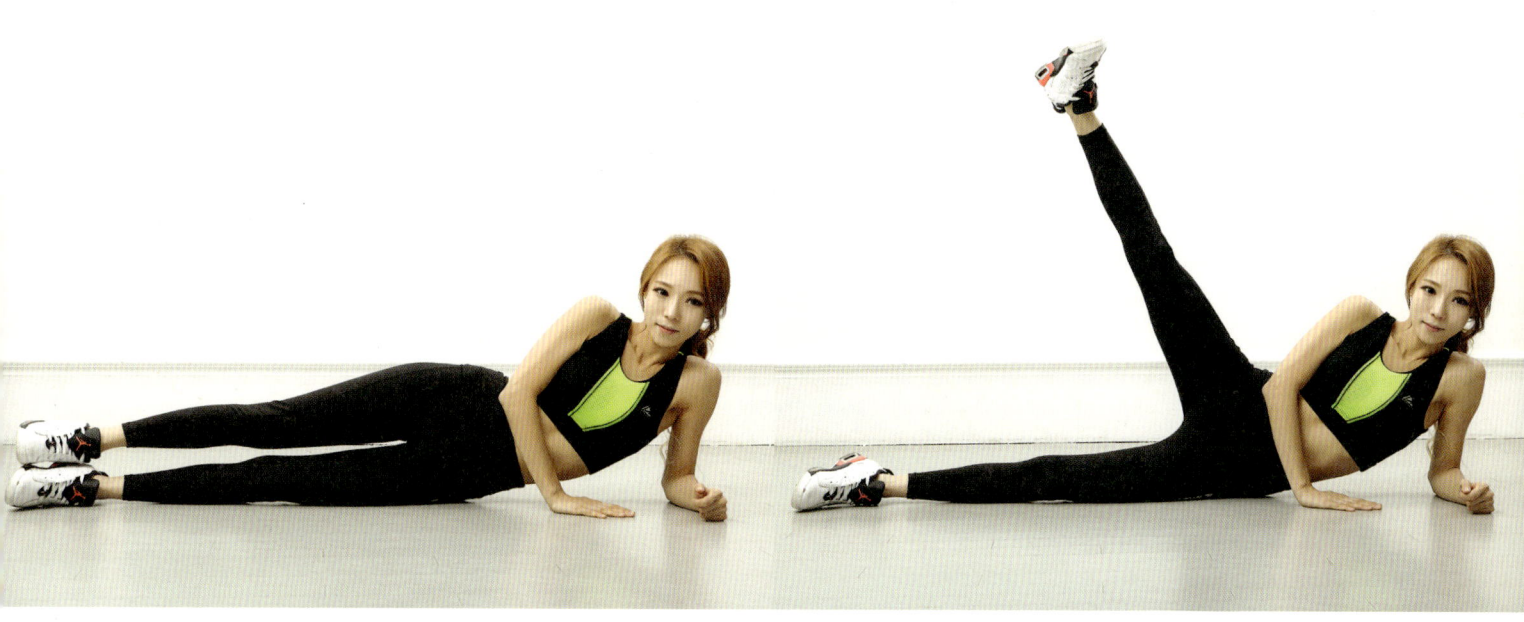

1 옆으로 누워 한쪽 팔은 바닥에 놓고 반대쪽 손바닥은 바닥을 짚는다.

2 한쪽 다리를 올렸다 내린다. 이 동작을 15회 반복한다. 시작 자세로 돌아온 뒤 반대쪽도 똑같이 실시한다.

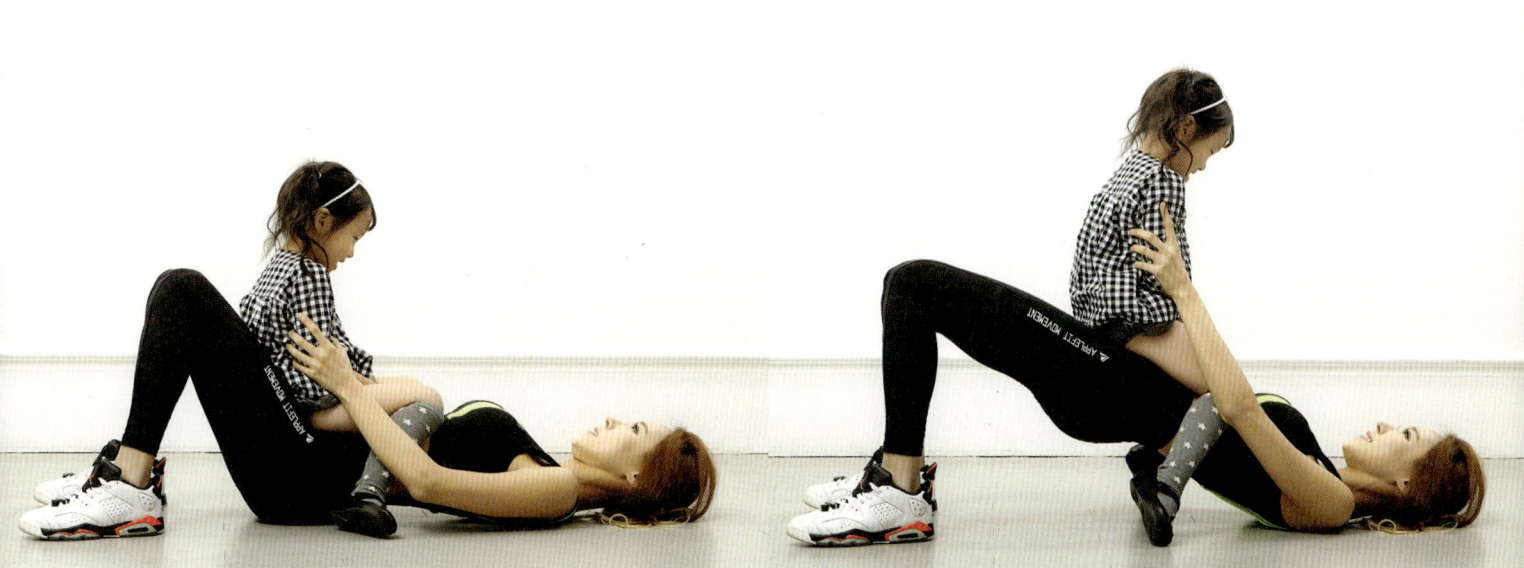

1 바닥에 누워 무릎을 세운 뒤 아이를 배 위에 앉힌다.

2 허리와 엉덩이를 들어 허벅지와 일직선을 만든다. 1~2번을 15회씩 3세트 반복한다.

다이어트 완전정복

꾸준한 관리를 위한
마인드 컨트롤 가이드

1014 홈트 심리 기술

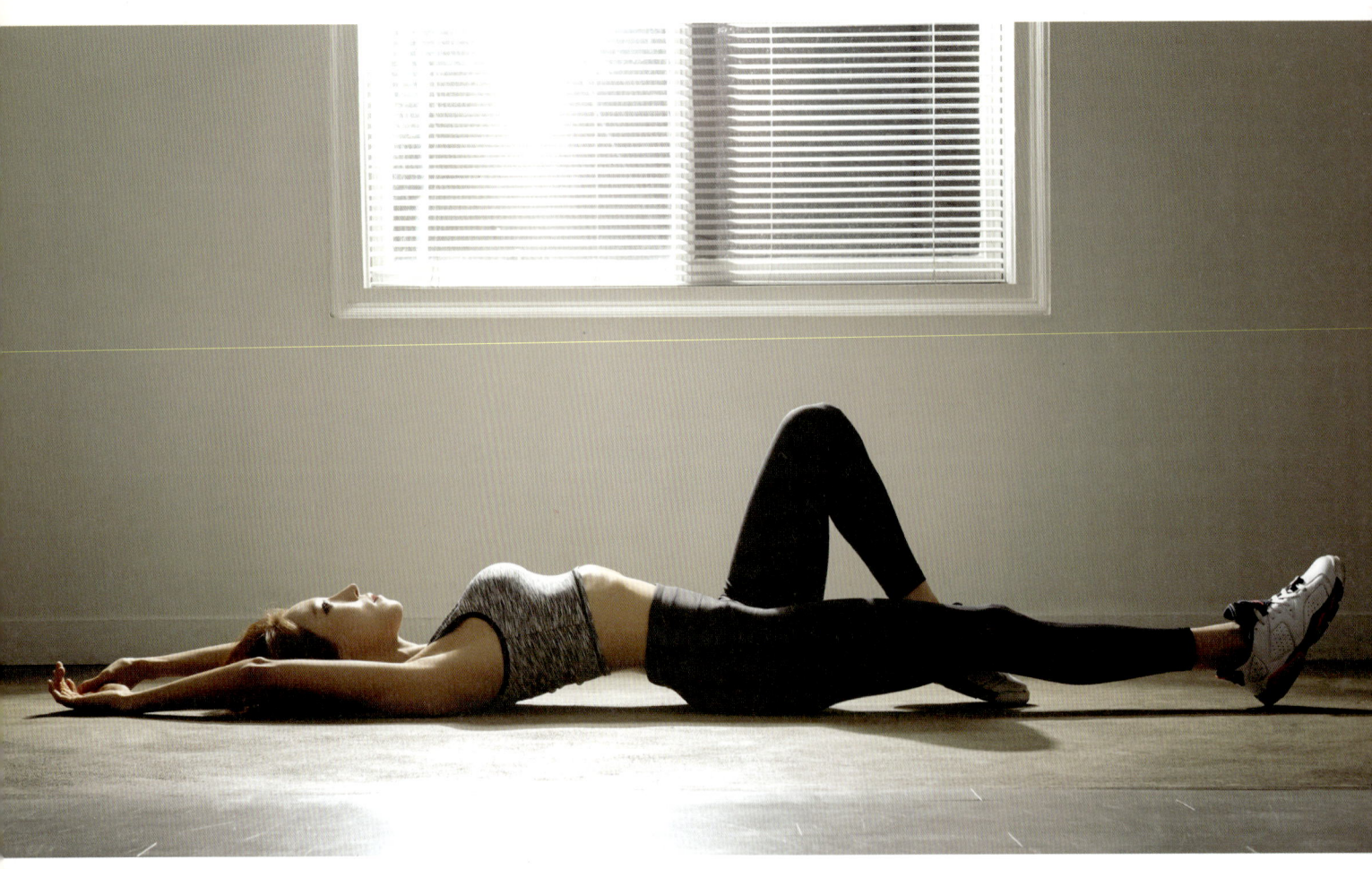

나만의 목표를 가져요

운동을 꾸준히 지속한다는 것, 결코 쉬운 일이 아니에요. 자기와의 싸움에서 이기려면 뚜렷한 목표가 필요해요. 저의 첫 번째 목표는 수술 이후 건강한 몸을 갖기 위해서였고 두 번째는 임신 전후로 체중이 증가하고 몸매가 망가지면서 엄마이기 전에 여자로서 자신감을 회복하는 데 있었어요. 아이를 키우면서는 체력의 중요성을 더욱 절실히 깨닫고 '건강한 육아, 건강한 가정'이라는 새로운 목표를 가지게 되었지요. 단순하게 살 빼야 해! 몸무게를 줄여야 해! 같은 숫자로 보이는 목표보다 내 삶과 생활에도 영향을 주는 자신만의 목표를 함께 가져보세요. 목표를 향해 달려가는 길이 더욱 즐거워질 거예요.

최고의 다이어트 자극제는 바로 자신!

제게 가장 큰 자극을 주는 건 바로 '저 자신'이에요. 매일 아침 화장실에 가서 변기에 앉아 거울을 봐요. 눕거나 서 있을 때가 아닌 앉아 있을 때의 배는 정말 솔직하거든요. 지금의 내 배와 몸 상태가 가장 좋았던 때의 상태를 비교해보면 열심히 해야겠다는 자극이 확! 와요. 이렇게 자기 자신만의 기준을 가지고 '다이어트 자극점'을 만들어두세요. 매일 아침 같은 장소에서 같은 포즈로 거울을 보며 냉정하게 스스로를 평가하고 다짐하면 여러 유혹을 이겨내는 데 큰 힘이 돼요.

#김사과 #인터뷰 #booksdonga
#1014hometraining

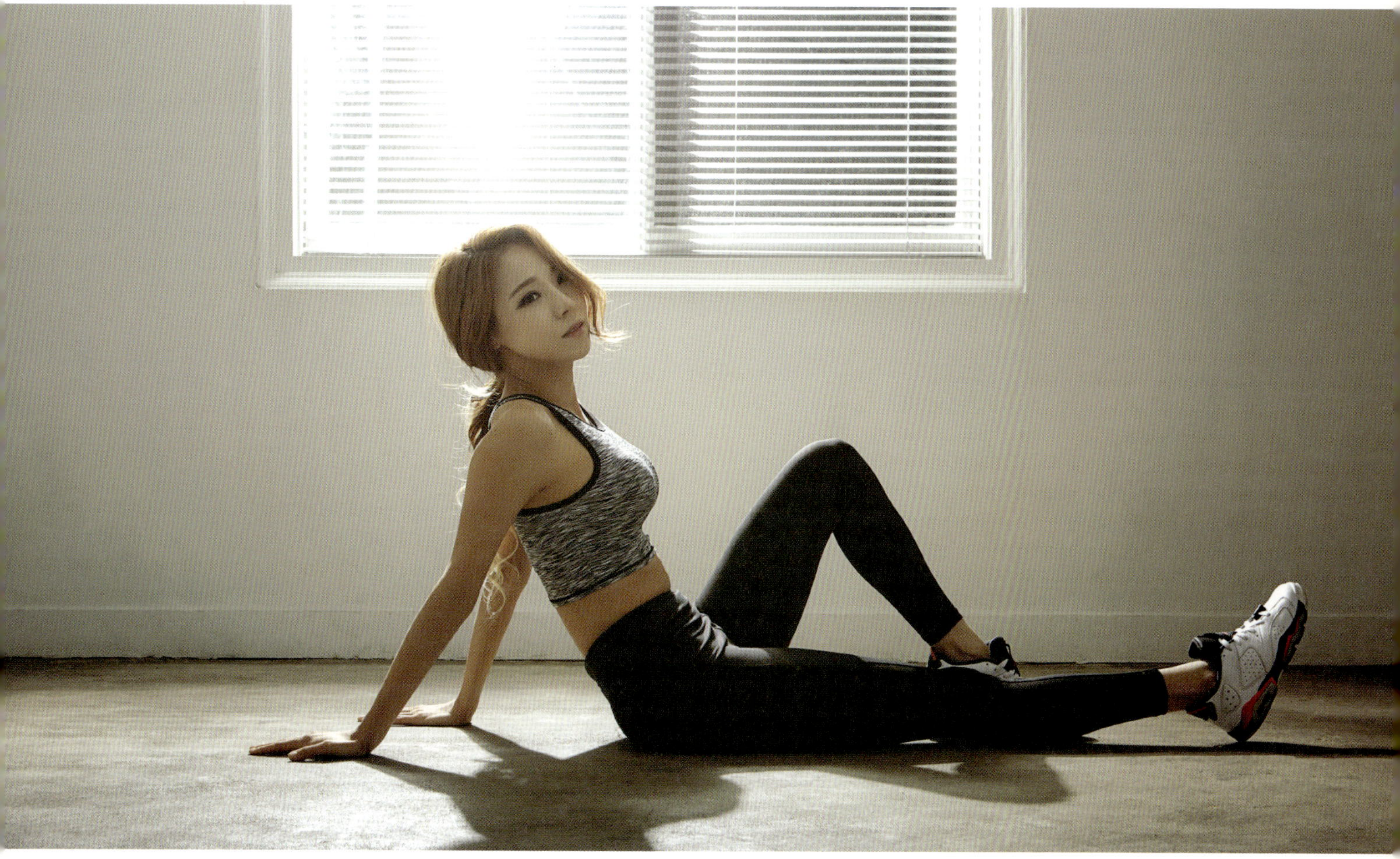

적당한 치팅(cheating)은
스트레스 해소에 도움이 돼요

어느 정도 목표에 도달했다면 가끔 치팅데이를 가지며
스트레스를 풀어도 좋아요. 치팅데이는 평소 먹고 싶었던
음식을 배부르게 먹으면서 음식에서 오는 스트레스를 해소하는
아주 소중한 날이지요. 저는 일주일에 한 번 정도 치팅데이를 갖고
정말 좋아하는 '치맥'이나 그때그때 먹고 싶은 음식을 먹어요.

몸은 어렵게 만들고 관리는 쉽게 해요

가끔 마음을 푹 놓고 일주일 동안 치팅데이를 가질 때도 있어요.
스스로는 몸의 변화를 느끼지만 주변에서는 일주일 전과
다를 게 없어 보인다고 해요. 이는 나를 위한 투자의 시간이
쌓였기 때문이라고 생각해요. 몸을 만드는 건 정말 힘들지만
다행히 몸을 만들 때의 습관이 익숙해지면 유지는 어렵지 않아요.
'평생 다이어트하고 사느니 그냥 이대로 살래' 하고 포기하려는 분이
있다면 힘들어도 일정 단계는 꼭 넘겨보세요. 그 후부터는 훨씬
수월하게 관리할 수 있어요.

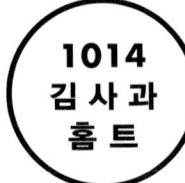

1판 1쇄 인쇄 2016년 10월 27일
1판 1쇄 발행 2016년 11월 3일

지은이 김은정
발행인 김재호
출판편집인 · 출판국장 박태서
출판팀장 이기숙

기획 · 편집 정세영
디자인 이슬기
사진 김연제
교정 조창원
마케팅 이정훈 · 정택구 · 박수진
인쇄 삼성문화인쇄

펴낸곳 동아일보사
등록 1968.11.9(1-75)
주소 서울시 서대문구 충정로 29(03737)
마케팅 02-361-1030~3
팩스 02-361-1041
편집 02-361-0936
홈페이지 http://books.donga.com

저작권 ⓒ김은정
편집저작권 ⓒ2016 동아일보사

- 이 책은 저작권법에 의해 보호받는 저작물입니다.
- 저자와 동아일보사의 서면 허락 없이 내용의 일부를 인용하거나 발췌하는 것을 금합니다.
- 제본, 인쇄가 잘못되거나 파손된 책은 구입하신 곳에서 교환해드립니다.

ISBN 979-11-87194-28-6 13690 | **값** 12,000원

이 도서의 국립중앙도서관 출판예정도서목록(CIP)은 서지정보유통지원시스템
홈페이지(http://seoji.nl.go.kr)와 국가자료공동목록시스템(http://www.nl.go.kr/kolisnet)에서
이용하실 수 있습니다.(CIP제어번호: CIP2016025802)